疼痛、復健與 肌力訓練全書

亞斯診療法教你一次只練一塊肌肉，
揮別惱人代償問題，
讓真正需要鍛鍊的肌肉變強壯！

A Guide to Easing through
Your Day without Aches and Pains

THE YASS METHOD FOR PAIN-FREE MOVEMENT

Dr. Mitchell Yass

米契爾・亞斯博士——著　周沛郁——譯

獻給我的妻子莉莎和女兒娜塔莉雅，
謝謝妳們在這段困難的旅程中支持我。
在沒有安全網的狀況下活著非常不容易，
但妳們的愛和溫情讓事情簡單多了。
我愛妳們，妳們倆成全了我，
讓我成為我希望成為的那個人。

目次

前言

　　過去二十五年來，我處理了上千人的慢性疼痛問題，他們承受的疼痛折磨短則數個月，長則數十年。全球社會如今接受慢性疼痛是一種疾病，就像接受癌症或心血管疾病等全身性疾病一樣。不過，慢性疼痛其實是文化現象，而不是醫學現象。是磁振造影（magnetic resonance imaging，MRI）檢查的問市，才引發了這樣的思維。MRI發現了椎間盤突出（herniated disc）、脊椎狹窄（stenosis）、神經壓迫、關節炎、半月板破裂（meniscal tears）之類的結構變異，並且斷定，既然疼痛發生期間，我們有找到這些結構變異，所以它們必定是疼痛的成因。然而，這兩者的關聯性並沒有邏輯、理論根據或多年期研究可以支持，這個理論在有人提出之後，就這麼逕行應用了。醫療機構對慢性疼痛的成因，大部分都採用這種解釋。

　　其實，疼痛是在告訴你有組織出了問題，也是身體的防禦機制。疼痛是為了讓人意識到組織沒有正常運作，要人採取行動去干預、矯正問題。事情很簡單，組織沒有正常運作，就會產生急性疼痛，只要正確找出是哪個組織出問題、進行處置，那它就不再需要叫救命，疼痛便會消失。

發現疼痛的真正根源

自從我進醫學院以來，就知道現有關於診斷、治療疼痛的學校課程是有問題的。所以，我決定自己開發一種方式來找出真正出問題的組織，進而做出正確的處置。這股想找出疼痛究竟是怎麼回事的熱情，成為我日日夜夜的重心。這是這場戰役的理性層面。

這場戰役的情感層面，則源於那些因疼痛而無法正常過活的患者。有些患者想自殺、止痛藥上癮、憂鬱、灰心，無法維繫家庭關係、失去工作，又或者痛到無法好好思考。這些人渴求幫助。只要能消解疼痛、重拾人生，要他們做什麼他們都願意。他們憤怒且挫敗，該做的都做了，卻還是痛。這種痛苦的情緒，成了我努力想讓大家明白疼痛真正根源（以及解決辦法）的主要動力。

患者聽了亞斯療法和其核心原則之後，最常提出的一個問題是：「怎麼可能沒有其他人也這麼做？」把這套亞斯療法傳授給患者之後，他們變得有機會掌控自己的身體、了解該怎麼消除疼痛，更棒的是，還能避免疼痛捲土重來，看到這些，帶給我無比的滿足感。對我來說，這從來就不只是份工作，一切始於對知識的追求，終於致力終結全球的慢性疼痛災難。

你一定要知道的是，慢性疼痛並不是慢性疾病造成的，而是急性疼痛遭到誤診的結果。我們不該將慢性疼痛視為一種疾病，

事實上，那是身體的保護機制。慢性疼痛跟組織不同，它本身不是獨立存在的實體，所以我們無法治療疼痛，只能治療遇到問題、引起疼痛的組織。想做到這件事，我們必須正確診斷出是哪個組織在痛。而你需要這套亞斯診療法。現有醫療體系遇到的問題，並不是不知道怎麼治療疼痛，而是不知道如何診斷出引發疼痛的問題組織。

用亞斯診療法解決慢性疼痛

執業二十多年來，有上千人來找我治療慢性疼痛，我一直在找尋他們有沒有什麼共通點。受慢性疼痛折磨的人有沒有什麼明顯一致的地方呢？有辦法把這些問題來源獨立出來，防止問題再度發生嗎？我很快發現，受慢性疼痛所苦的人似乎會說，疼痛和日常生活中進行的各種功能性活動（functional activity）有關。他們會說，爬樓梯、打算蹲下、坐久了、走多了、把手往上舉或向後伸的時候，就會疼痛。有些人做的當下就會痛起來，有些人則是後來才開始痛。不過可以確定的是：如果他們什麼都不做，就不會開始痛。於是，我很自然地把疼痛和功能異常（dysfunction）聯想在一起，而且我也發現到，和這種功能異常有關的組織是肌肉。

我本身練舉重，而且懂人體力學，所以能辨別出讓患者疼痛的那些活動是和哪些肌肉有關。神奇的是，身體出現的一些症狀（例如姿勢改變、無力和柔軟度差、某條肌肉會痛、動作模式改

變等等），也都有助於我確認自己是不是真的找到了出問題的肌肉。後來事實愈來愈明朗，我所治療的個案中，幾乎所有人的問題組織都是肌肉。我想更深入理解，想找出一套理論來解釋：為什麼肌肉會出問題，導致發揮日常功能時一定伴隨症狀。

最後我恍然大悟：原來是重力！我們生活在一個有重力的環境，所以任何活動（除了平躺在地上）都有一個垂直的力施加在我們身上。進行任何活動時，我們必須運用肌肉，使出等於或大於重力的力量，要是做不到這件事，肌肉就會出問題，出現疼痛的症狀。這個原則看似簡單，其實解釋了一切。驚人的是，這個理論甚至能解釋人們為什麼產生諸如關節炎、椎間盤突出、脊椎狹窄這類的結構變異。

我的上一本書《止痛處方》（The Pain Cure Rx，暫譯）的重點放在找出你疼痛的來源（引發症狀的組織），以及這些折磨人的症狀從何而來。我治療的個案中，超過九十五％的罪魁禍首都是肌肉，這些肌肉明顯出了狀況、阻礙你好好工作，或迫使你放棄喜歡的活動，所以我提供了一些簡單的運動來重建這些肌肉。

我不只探討造成症狀的是哪些肌肉，也一直努力想把這套解釋「人為何會開始疼痛」的獨特新論點講得簡單易懂。我真心覺得這很重要，因為我希望大家不只把亞斯診療法當成一種紓解疼痛的方式，這套診療法想達成的是，讓社會大眾有能力更明智地決定自己未來想接受怎樣的治療。我想讓大家明白，大多數醫療人員似乎都強調疼痛是結構上的問題，但他們錯了，疼痛的原因

絕大多數都是機械性的。

　　為了進行日常活動，我們必須善用重力。我們必須讓肌肉對位正確、重建肌肉。大多數的疼痛個案，是因為肌肉拉傷而疼痛，或是某肌肉拉傷所以其他肌肉代償，導致代償的肌肉拉傷。也可能是某肌肉拉傷，造成其他部位產生症狀（大多數人根本不知道這種事會發生），或是肌肉拉傷之後，影響到周圍的神經，刺激該神經在其他部位產生症狀（坐骨神經痛〔sciatica〕就是這樣）。不論症狀是因何而起，若能找到辦法減輕重力對肌肉的影響，你就能順利進行構成你日常的功能性事務和活動。

　　本書的目標是協助你從事日常生活中的大小活動，讓你具備所需的相關知識，確實找到告別疼痛的解決辦法、享受美好人生。我想教你建立肌力和靈活度的方法，以便你在從事日常活動時能無痛地發揮最全面的功能。

　　《疼痛、復健與肌力訓練全書》不要你三番兩次諮詢專業人員（包括我），這書希望你學會並應用的是一種生活方式，擁有這種生活方式，你將能自由自在，重拾充滿享受、有生產力且身體無負擔的人生。

　　是時候學習如何用亞斯診療法來無痛活動了，我們開始吧！

第1章

疼痛哪裡來

　　我在處理慢性疼痛的執業生涯中，投入許多精力建構出一個理論來解釋「人為什麼會疼痛」。我相信，理解疼痛的原因不只能有助於解決疼痛問題，甚至還能預防疼痛發生。我在醫學院學的是物理治療的學程，當時我就立刻發現，不論身體的哪個部位疼痛，辨別疼痛起因的方式都缺乏邏輯和理論依據。那個強調是「結構問題造成疼痛」的思維，主要源於使用MRI來做為診斷疼痛起因的工具。我畢業之後開始擔任物理治療師不到一年，首次有研究針對沒有下背痛的人進行MRI檢查。這項一九九四年的研究發現，沒有背痛的人之中，幾乎有四分之三有椎間盤突出[1]。這個結果進一步證實了我的理論：「其實結構變異並不是大部分人的疼痛起因。」

　　打從我開始受物理治療師訓練那時起，我遇到的絕大多數慢性疼痛患者，疼痛的罪魁禍首似乎都是肌肉，即使他們根據MRI結果診斷出結構性成因，其實罪魁禍首似乎也還是肌肉。在意識到肌肉是成因之後，我想知道為什麼。後來我意識到，肌肉是負

責執行功能的主要組織，而且大多數人似乎說疼痛和他們進行的活動有關。不論疼痛發生於活動的當下或事後，可以確定的是：進行那項活動引發了疼痛。我這套亞斯診療法的理論基礎，就是建立在「無法從事功能性活動」和「疼痛在事後逐漸形成」這兩者的關聯性上。

受疼痛折磨的人，大多是因為負責日常活動的肌肉不夠強壯、不勝負荷，肌肉因此拉傷，產生疼痛。這也可能導致肌肉無力或失衡，進而造成關節面對位不良。每個人功能性活動的量都不同，所以重點是搞清楚自身肌力和活動所需肌力之間的差異。

如果你的生活很靜態，你需要的肌力就不用像活動比較劇烈的人那麼強。並不是說活動量大的人就不會疼痛，只是，他們從事的活動比較需要出力，因此用到的那些肌肉一定比較強壯。生活靜態的人，肌肉顯然用得少，所以如果突然要他們從事一些活動，例如爬樓梯或久站，他們會比較容易拉傷、疼痛；相較之下，活動量大、體能好，肌肉準備好進行這些活動的人，就比較不會拉傷。

很多病患告訴我，他們不明白為什麼自己數十年來活動自如、不曾有疼痛問題，近幾年卻開始疼痛。我總是設法讓他們了解，現有的疼痛和他們過去能做什麼完全無關。簡單來說，如果你今天做的活動所需要的力量，大於相關肌肉所能輸出的力量，肌肉就會拉傷，導致疼痛。

功能性動作是由肌肉群共同產生的，所以，進行某項活動

時，就算肌肉群之中只有一塊肌肉的強度不足，仍然會導致其餘肌肉必須承擔起那塊無力肌肉的工作，但這不是它們應該負責承受的負擔，所以其餘肌肉會拉傷、產生疼痛。你如果希望執行各種日常功能時都不會痛，那麼所有肌肉都要夠強壯。所以亞斯診療法的一個基本要素，就是全面了解如何鍛鍊執行功能所需的所有肌肉。

但人們非常不了解恰當的運動必須具備哪些要素。比方說，社會大眾普遍認為，走路是鍛鍊肌肉的絕佳辦法，但這根本是謬論。如果你嘗試走路運動，但某塊肌肉很弱，身體就會改變走路的方式，讓其他肌肉代償，慢慢地，肌肉就會開始做起本來不應該由它們做的工作。還有像是騎單車、水中有氧運動、皮拉提斯和瑜伽等，都是會運用到許多肌肉的運動類型。唯一一種會強化個別肌肉的運動，就是針對性的漸進式肌力訓練，這正是亞斯診療法的根本原則。

疼痛本來能預防，卻持續發生，罪魁禍首之一就是醫療機構用MRI來找疼痛的起因。這種做法根據的理論是，由於患者疼痛發作期間，有用MRI發現到結構變異，所以一定是那個結構變異造成了疼痛。此外，社會上也認為，應當把這些結構變異視為像癌症一樣的問題，因此診斷出來之後需要立即介入治療。然而，證據非常清楚地證明，這些結構變異通常存在數年，甚至數十年之後，個案才開始有疼痛問題，所以不應該只因為找到與疼痛有關的結構變異，就一口咬定是結構變異造成了疼痛症狀。

這自然引發一大疑問：如果MRI發現的結構成因（例如椎間盤突出、脊椎狹窄、關節炎）並未導致疼痛，那麼，為什麼這麼多人在診斷檢定（diagnostic tests）時都會發現結構變異呢？我認為，這是因為引發結構變異的成因，其實也正是疼痛的成因。肌力不足或肌肉失衡可能導致肌肉拉傷、引發疼痛，而這些失衡也可能導致關節面對位不良。關節的表面積倘若減少，關節就比較不能承受活動時的全部力量，可能因而導致關節結構組成的劣化。所以大多時候，關節炎、脊椎狹窄、椎間盤突出和半月板破裂其實是肌肉無力或失衡造成的。常見用來診斷慢性疼痛的方法，往往將結構變異當成疼痛的成因，而非肌肉無力或失衡造成的退化，這其實是一大缺失，而且可能造成危害。

背景故事

自從人們在一九九四年首度對完全沒背痛的人進行MRI研究以來，MRI是否能夠辨別疼痛起因就受到了質疑。我在本章開頭提過，一九九四年的那項研究顯示，沒有背痛的人之中，大約七十％仍然發現有椎間盤突出[2]。無獨有偶，另一項研究顯示，年逾六十歲沒有背痛的人之中，九十％都有突出或退化的椎間盤[3]。二〇〇七年的時候，美國醫師學院（American College of Physicians）建議，別再用MRI來辨別下背痛的成因，因為一項二十年期的文獻研究顯示，超過八十五％的下背痛無法歸因於脊椎異常（例如椎間盤突出或脊椎狹窄）[4]。二〇〇五年，神經外

科醫生亞倫‧菲勒（Aaron Filler）博士發明了磁振造影神經成像（magnetic resonance neurography，簡稱MRN），這是功率更高的MRI，不只能辨識出脊髓和神經根，更能辨識出組織中的神經。菲勒博士的研究判定，九十三％的坐骨神經痛個案，成因都是臀部的梨狀肌壓迫到坐骨神經[5]。

　　所以，這成因和腰椎或任何結構變異（例如椎間盤突出或脊椎狹窄）都沒關係。有些人著手研究那些處理X光和MRI中結構異常的手術，結果發現，這些手術減緩疼痛的效果並不優於假手術。於是，醫療機構創造出一個新的診斷名稱——「背部手術失敗症候群」（failed back surgery syndrome），來稱呼那些背痛在術後沒有改善（甚至惡化）的患者[6]。實情則是，MRI找到的結構異常，通常在本質上是退化性的，經過多年才演變成那樣，而且從來不會發送疼痛信號。這種方式無法找出任何與肌肉有關的疼痛成因，例如肌肉痙攣、肌肉拉傷、肌肉失衡或柔軟度不佳。MRI找出的某些結構變異，出現在有疼痛症狀的人身上，也出現在沒有症狀的人身上，兩者人數幾乎一樣多，這應當足以證明，我們不該繼續把MRI當成辨識疼痛成因的主要方法了。

亞斯診療法有什麼不同？

　　我們的身體為了讓人意識到疼痛的成因，自有一套系統，亞斯診療法利用的正是這套系統。倘若好好解讀它所提供的一系列症狀，你就會知道是哪個組織引發了疼痛。不過這套系統要人把

焦點放在成因，而不是症狀本身。這麼做，你便能找到問題的根源；找到了問題的根源，你就很有機會消除疼痛。

　　大多數的人都會同意，如果他們胸口和左臂疼痛，他們絕不會忽視這些症狀，因為民眾普遍知道，這些症狀有個非常明確的成因，那就是心臟病。而我們的脖子、背部和四肢也是同樣的情形。不同的組織在出問題、出現症狀時，每種症狀都代表了不同的成因。大家以為，疼痛沒什麼特定特徵，需要靠做檢查才能找出是哪個組織出了問題，但這是錯誤觀念。最常見與四肢、頸部、背部疼痛有關的組織是肌肉、神經和骨骼，我們能從這些部位所表現出的特定症狀，來看出是哪個組織引發了疼痛。

　　比方說，假設你肩膀痛。如果起因是肌肉拉傷，那你的肩膀關節活動起來應該會有點困難，因為拉傷的肌肉會阻礙活動，並且引發疼痛。但假設是有人拉著你、試著做出同樣的關節運動，那就應該不會有困難，因為這時你沒有用到你的肌肉。從亞斯診療法的觀點，這就表示疼痛是肌肉造成的。相反的，如果疼痛是關節炎造成的，那麼不論是你自行活動肩膀，還是在別人的協助之下做動作，關節活動度都會不好。這是因為關節炎發生於關節，會妨礙肩膀動作，不論是主動或被動地做動作都一樣。

　　這說明了亞斯診療法的主要原則之一：第一步，先判斷疼痛到底是結構出問題，還是肌肉出問題。如果問題出在結構，你再怎麼強化肌力也不能解決成因，通常只能靠手術。相反的，如果原因出在肌肉，不管動多少刀都無法消除症狀，只有找出正確的

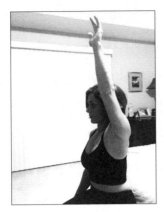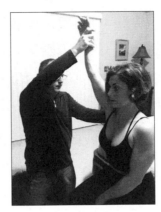

圖1-1a.主動肩關節活
動度的測試。

圖1-1b.被動肩關節活
動度的測試。

肌肉、加以鍛鍊，才能消除疼痛，因此動手術完全不合理（就算
是走投無路才動刀也一樣）。如果成因確實是肌肉，即使其他治
療方式都不成功，也都完全不應該考慮手術。

　　如果周邊關節的疼痛是結構異常造成的，你關節的活動度會
變差，到某個程度時，甚至會感覺像一個骨頭卡到另一個骨頭，
進一步限制了活動度。既然疼痛代表有某個組織出了問題，那
麼，如果你的關節活動度完全不受影響，就沒理由認為疼痛是關
節結構造成的。亞斯診療法和醫療診斷法不同，因為亞斯診療法
考慮到了這件事：身體為了讓人發現是哪個組織出問題，會引發
該組織特有的疼痛症狀。

　　比方說，當MRI發現旋轉肌撕裂傷時，人們會立刻把肩部的
疼痛和MRI的檢查結果聯想在一起。但這種做法是有問題的，因
為辨識出的撕裂傷非常可能是退化性的狀況。要是我們在疼痛發

生之前做MRI，也同樣會檢查出有撕裂傷。眼見為憑，我遇過的那些被MRI診斷出有旋轉肌撕裂傷的案例，絕大多數人的肩關節都能做出幾近全角度的活動，如果是真正的旋轉肌撕裂傷，關節活動度其實會嚴重縮小才對。而且如果撕裂傷是疼痛的起因，我們應該能指認出一個造成撕裂傷的事件，關節活動度在事發之前很正常，而事後嚴重下降；在那之前不會痛，事後則會痛。我治療的幾乎每一個個案中，旋轉肌拉傷時，也會有其他肌肉跟著拉傷，症狀的種種表現方式（包括疼痛部位、哪類活動會引發症狀，以及活動肩膀時，肩膀和肩胛骨會如何動作）都是我了解疼痛成因的重要指標，綜合評估下，疼痛最可能源自旋轉肌拉傷。

那麼，疼痛的原因是什麼？

據我所知，目前只有我發展出一套理論基礎來解釋人為什麼疼痛，大部分時候，醫療機構甚至根本不會去思考病人的疼痛從哪裡來。其實，就是因為無法妥善找出並處理疼痛的成因，所以與各種誇張理論和療法有關的小型產業才會這麼蓬勃發展。如今，有些人主張，腦部會無緣無故產生痛覺，所以，流行起藉由冥想和藥物來改變腦部對疼痛的感知，但這些疼痛其實是刺激造成的，而且實際存在。此外，還有些人鼓吹把疼痛解讀成「發炎」，於是為了處理所謂的發炎，西方醫學的傢伙推銷許多藥物，而東方醫學的傢伙則推銷起草藥和其他「自然」療法。問題是，痛處如果真的是在發炎，身體應當出現特定的症狀，包括腫脹、發熱、發

紅，並且伴隨著特定類型的疼痛。據我的經驗，我發現這種情況只占不到總人口的千分之一。（有上述這些症狀時，我確實會將疼痛視為和發炎有關來處理，並且設法找出原因。）

此外，還有些傢伙認為疼痛根本不是生理問題。他們的理論是，疼痛起因於情緒長年遭到壓抑、累積，是情緒困擾導致脖子、背部或四肢疼痛。我認為這理論是有問題的，因為身體出現的這些症狀通常看得出是某個組織引發的，而且如果是肌肉組織引發了疼痛，通常會顯示出肌肉不足的情況。情緒困擾雖然是我們身體疼痛不可忽略的一個因素，但我認為，疼痛的情緒面是源於無法正確診斷出疼痛的真正原因、加以治療。另外有一小群人相信，疼痛是由於飲食不健康，缺乏適當的營養；這種觀點一樣沒考慮到肌肉拉傷和退化因素。可悲的現實是，使用MRI或其他診斷檢定來找疼痛原因，其實是毫無根據的做法，這麼做使得那些不大理性的想法甚囂塵上，受慢性疼痛折磨的人只能求助於那些未經證實、不合邏輯的辦法。

要判斷哪個組織是疼痛的成因，關鍵就是利用亞斯診療法中的評估法。

亞斯診療法對所有人都適用嗎？

如果評估法顯示疼痛是肌肉造成的，那麼要消除疼痛，唯一的辦法就是針對性的肌力訓練。如果評估法顯示疼痛的成因是結構問題，例如椎間盤突出、脊椎狹窄、半月板破裂或關節炎，那

麼再怎樣訓練肌力，也無法解決成因。遇到這種情況，我贊成愈早動手術愈好，並且配合術後的物理治療來處理術後症狀，確保所有肌肉都能均衡、擁有完整的肌力，預防未來再有症狀出現。亞斯診療法設計的目的是，藉著找出慢性疼痛背後的原因，來避免不當的運動和手術治療。如果疼痛是結構造成的，那麼手術就是唯一的解方。如果疼痛是肌肉造成的，那麼針對性的肌力訓練就是唯一的解方。

我身為醫療人員的終極目標之一，就是解決疼痛的成因，讓我的患者能過著最美滿的人生。二十多年來，我看著人們多年來一再受到不必要的折磨，有那麼多人不得不向我求救，期望我幫助他們重拾失去以久的人生，令我既謙卑又榮幸。

有些人動過手術卻仍然受疼痛折磨，別擔心，亞斯診療法對你仍然有效。如果動手術前，你疼痛的成因是肌肉，這表示，現在的疼痛仍將是肌肉造成的，因此可以用針對性的肌力訓練來解決疼痛成因。我的目標是，在進行不必要的手術之前，找出肌肉成因，以免手術造成手術部位肌肉缺乏使用的問題惡化，進一步阻礙肌肉鍛鍊出足夠的肌力來消除疼痛、恢復完整功能。所以，如果你動過手術，但症狀卻完全沒減輕，甚至惡化了，別擔心，你還是可以消除疼痛，重拾你值得享有的生活。開刀之前的症狀在開刀後依然存在，很可能是因為治療錯組織了，也就是說希望應能重新點燃：只要找對組織、加以治療，症狀就會消失。

運動你的肌肉

在找肌肉疼痛的成因時，你必須知道哪些肌肉的任務是穩定關節，哪些是負責活動關節來執行各項功能性任務。判斷是哪些肌肉拉傷了、哪些肌肉需要鍛鍊或伸展，有專門的肌肉檢測方法（在後續的章節中將進行討論）。了解了這些事，你才能明確知道，若想具備平衡的肌肉系統、無痛地發揮日常功能，自己應該鍛鍊哪些肌肉。為了消除疼痛所做的強化運動，是相當有針對性的，因為你只該鍛鍊有問題的肌肉。雖然健身專家可能提倡鍛鍊所有的肌肉，但全身性的運動訓練並不能消除特定組織或肌肉不足導致的症狀。事實上，過度鍛鍊那些沒有問題的肌肉，可能反而使得你的症狀惡化。

這麼說吧，假如你膝蓋痛，而疼痛的原因是，你的股四頭肌群（大腿前側的肌肉）比腿後肌群（大腿後側的肌肉）強壯太多，所以股四頭肌群會縮短，過度拉扯膝蓋骨，於是，當你彎曲和伸直膝蓋時，膝蓋骨會在膝關節中受到過度擠壓，造成膝關節的疼痛。一般肌力訓練的標準理論是，患者鍛鍊股四頭肌群和腿後肌群，但就我的了解，大家的鍛鍊方式很可能會拚命強化股四頭肌群，因為這是很常見的做法。同時強化腿後肌群和股四頭肌群，其實會使得導致疼痛的失衡狀況持續，因此，對於造成疼痛的肌肉不足問題，完全沒有矯正的效果。

以下是另一個典型的例子，說明在不了解如何鍛鍊該強化的肌肉時，一般的肌力訓練會採取怎樣的態度。患者被診斷為旋轉

內轉運動

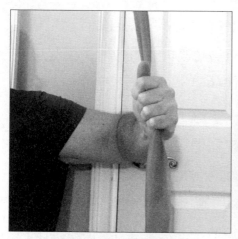

圖1-2a.內轉的起始點

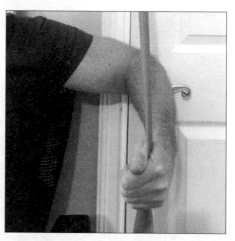

圖1-2b.內轉的停止點

外轉運動

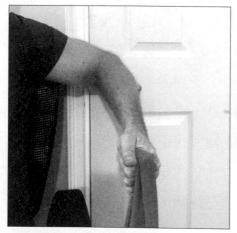

圖1-2c.外轉的起始點

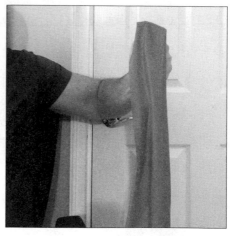

圖1-2d.外轉的停止點

肌拉傷，所以被交待要鍛鍊肩膀，希望藉此來消除旋轉肌拉傷引發的疼痛。遇到這種狀況，典型的處理策略是加強內轉和外轉，因為一般認為，旋轉肌和肩膀的這些動作有關。

　　問題就出在這裡。所有肌肉都是在最適長度時產生最大肌力，在肌肉拉傷之後，我們必須先評估該肌肉的長度，判斷拉傷是屬於輕度的、肌肉仍然在最適長度，或者，是比較嚴重的拉傷，所以肌肉縮短了。如果肌肉縮短了，你還嘗試想強化肌力，那它容易縮得更短，表示你其實阻礙了肌肉達到最適長度、最大肌力。拿旋轉肌來說，我們必須用柔軟度測試來判斷旋轉肌的長度。照理來說，旋轉肌應該可以從初始位置伸展九十度。如果不到九十度，那麼目前就不能鍛鍊肌肉。

　　事實上，應該反過來。我們必須鍛鍊旋轉肌的拮抗肌，才能幫助旋轉肌伸長到最適長度，發揮正常無痛的肩膀功能。如果採取一般的肌力訓練，一開始就進行內轉和外轉訓練來處理拉傷，那麼肌肉的長度就永遠不會改變，而肌肉會繼續拉傷，引發肩部疼痛。

　　對肌肉本身和肌肉如何運作的這種錯誤理解，是系統性的問題，我們缺乏具學識背景或訓練經驗的醫療專科來提供人們適當的了解、帶來好的結果。健身產業也缺乏這種層次的理解。所以，我給那些因肌肉不足而疼痛的人的建議是，請弄清楚究竟是哪些肌肉造成了你的症狀，這麼一來，你才能用適當的運動來強化正確的肌肉。

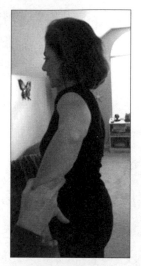 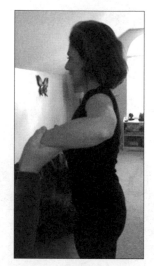

圖1-3a.內轉達九十度　　　　圖1-3b.內轉不足九十度

　　亞斯診療法的另一個重點是阻力。**阻力是唯一能讓肌肉變強壯的辦法。**重複訓練並不會讓肌肉變強壯；做一個積極活動關節的運動，並不能強化肌肉。所以，針對性的肌力訓練有另一個不可或缺的要素，那就是：知道如何正確使用阻力來鍛鍊肌肉，使肌肉更強壯。這樣才能消除症狀，讓老年人和年輕人都能在最短的時間裡恢復完整的功能。

　　醫囑指定的醫療計畫或健身計畫，通常無法解決造成症狀的肌肉問題，主要是因為不了解阻力的重要性。其實我治療的患者之中，從前治療失敗的人幾乎都告訴我，他們做的運動根本沒有任何阻力，或只有非常輕微的阻力。這多少是因為物理治療機構有個錯誤的關鍵立基點，認為在患者疼痛解除之前，醫療人員絕對不該試圖讓他們鍛鍊肌肉，因此如果疼痛是肌肉造成的，需要

針對性的漸進式阻力訓練來解決成因，那傳統的物理治療很可能就無法處理。

　　在討論要結合哪些運動來解決肌肉造成的疼痛時，人們可能受到許多錯誤資訊的誤導，而沒有選擇漸進式阻力來做訓練。醫療機構時常提倡瑜伽、走路、騎單車或其他健身活動來強化肌肉，但這種做法的根本問題是，這些活動會動用到多塊肌肉，因此無法獨立出需要鍛鍊的問題肌肉。實際上，身體很容易會過度代償，要其他肌肉更努力工作，工作到連那些肌肉也拉傷了。他們會鼓吹這些活動能解決肌肉不足造成的疼痛問題，其實是根據一個錯誤的前提──認為花愈多時間運動，就會愈強壯，能改善使你產生症狀的肌肉不足問題。但這完全是站不住腳的。時間並不是讓特定肌肉變強壯的因素。同樣的，認為「做愈多愈好」，也和事實恰恰相反。正確地進行漸進式阻力肌力訓練時，每週積極鍛鍊問題肌肉超過三次，其實有害無益，而且更容易導致肌肉拉傷。利用漸進式阻力來鍛鍊肌肉時，肌肉其實會斷裂，產生許許多多微小的撕裂傷。肌力訓練之後的二十四到四十八小時，是身體和被鍛鍊的肌肉復原的時間。復原期間的肌肉更容易拉傷，因此在這段時間裡最好不要再試圖鍛鍊，所以我從來不讓我的治療對象每週鍛鍊任何肌肉超過三次。

　　知道時間並不是復原和變強壯的因素之後，即使你已經明白你必須進行正確肌肉的單一肌肉肌力訓練運動，還有一個問題──該重複做多少下呢？傳統上建議的重複次數是一開始做十

下，變輕鬆之後做十二到十五下，最後做到二十下。不過這樣其實會讓你**無法變強壯**。

　　肌肉收縮時，乳酸就開始累積。乳酸其實會阻礙肌肉收縮的能力。因此，當你某個運動的重複次數逐漸提高，乳酸會逐漸減少可以參與動作的肌肉量。當你一個動作重複做到十五或二十下時，可能只有五十到六十％的總肌肉量可用。所以，你會覺得做得比較辛苦，不是因為肌肉無法推動阻力，而是因為你能推動阻力的肌肉量變少了。如果你認同「肌力訓練的目的是，為了讓最多的肌肉量對抗最大的阻力」，那麼每一回合動作的重複次數提高，就適得其反。因此，我從來不讓治療對象每個動作重複做超過十下。這就是為什麼我的治療對象能夠最快變強壯，並且在最短時間減輕症狀、提升執行功能的能力。

　　如果運動的頻率不是在最短時間內得到最佳肌力的關鍵，如果重複多做幾次也無助於達成目標，那麼關鍵是什麼？**答案是：只要在最短時間內增加運動的阻力就好。**你所做的運動只是一種手段，本身並不能消除你的症狀，必須在做這些精挑細選的運動時，漸進式地增加阻力，才能達到完全消除症狀、恢復完整功能的目標。

　　人們對於該如何讓肌力訓練最佳化，還完全忽略了一個重點：你應該知道一回合運動完成之後，要等多久才能進行下一回合。許多人認為，最好限制每一回合之間的休息時間，這樣對強化肌肉有幫助。但這同樣也是完全不合邏輯的。前面提過，肌肉

收縮時自然會產生乳酸，限制肌肉收縮的能力，其實抽筋的肌肉通常就是乳酸多到它完全無法收縮。肌肉收縮時，會壓縮流經肌肉的微循環，使得血液無法流過肌肉。運動結束、肌肉休息時，微循環會開啟，血液便能進入肌肉，移除乳酸。運動的強度決定了會產生多少乳酸、需要多少時間才能從肌肉中移除這些乳酸，移除了乳酸，你才能運用所有的肌肉量來進行下一回合的運動。

　　我發現一般來說，每一回合之間適合的休息時間大約是一分鐘。有個簡單的方法能確認自己休息夠久了沒，見下面這個例子。你剛做完一個施以某阻力、動作重複十次的運動。你沒等到肌肉中的乳酸全部移除，就嘗試做下一回合，但同樣的阻力你卻只做到八次。你第一回已經用那個阻力做到十次，所以不可能沒有那樣的肌肉量。問題出在，你只是每一回合之間間隔得不夠久，所以做第二回合的時候無法運用百分之百的肌肉量。如果沒有辦法用百分之百的肌肉量去做一回合的動作，你適應最大阻力的能力就會變差，因而不能在最短時間內讓肌力最大化、恢復功能健全而無痛的生活方式。

　　簡而言之，如果你的症狀是肌肉無力或肌肉失衡造成的，而你想要用漸進式阻力肌力訓練計畫來消除症狀、恢復功能健全的生活方式，就必須：

- 找出你的症狀是哪些肌肉造成的。
- 學會可以做哪些運動來處理自己肌肉不足的情形、如何正確地做這些運動。

- 一週絕對不要試圖鍛鍊任何肌肉超過三次，一回合動作不要重複超過十次。
- 儘可能在最短時間內提升你用的阻力。
- 每一回合之間大約休息一分鐘。

如何鍛鍊肌肉的簡單說明

許多人都曾從傳統醫療人員或私人教練那裡學到該如何運動，不過我在這裡可能要打破一些觀念。有許多號稱是運動或「鍛鍊」肌肉的正確方式，其實是錯的，可能會阻礙大家達成強化肌肉的目標。要想讓肌肉用盡全力來對抗最大阻力，你必須知道該如何獨立出一塊肌肉，同時穩定身體其他部位。你將學會如何使用漸進式阻力來讓肌肉變得更強壯。你會學到進行肌力訓練運動時，可能阻礙你發揮最大肌力的所有因素，例如每一回合運動之間休息時間不足，每一回合的重複次數太多，或沒有完全穩定就開始做運動。能強化肌力的亞斯診療法結合所有資訊，讓你獨立出正確肌肉，在最短的時間內強化這些肌肉。就像任何肌力訓練計畫一樣，在進行亞斯診療法的運動之前，大家也要了解一些非常基本的概念。我希望你讀完這一節之後，能清楚了解為什麼指定你用亞斯診療法特有的方式來做這些運動，以及如何正確、有效率地完成這些運動。各章節在指出各種肌力訓練措施時，會介紹建議的運動，這些運動也會列在附錄裡。

「獨立出一個肌肉」是什麼意思？

　　亞斯診療法運動的兩大要素，是用恰當的運動**獨立**出正確的肌肉，並且用漸進式阻力來**鍛鍊**單一肌肉，讓肌肉更強壯、提升肌肉量。

　　我們先來談談「獨立出正確肌肉」的概念。如果你在做的運動用到不只一塊肌肉，那麼無力的肌肉就不會被獨立出來。其他肌肉為了減輕無力肌肉的負擔，會接手它的工作，而它則可能變得愈來愈弱。更糟的是，放任代償的狀況持續，會使得其他肌肉過勞、拉傷，引發症狀。如果你做的運動沒有獨立出肌肉來好好鍛鍊，你不只無法達成運動的目的，還很可能拉傷其他肌肉，火上加油。

　　別忘了，跑跑步機、騎單車、做瑜伽和皮拉提斯這些運動，都不會一次獨立使用一塊肌肉。肌肉附著在關節上，能使關節在一個方向上移動。比方說，二頭肌（上臂前側）會彎曲手肘，讓掌心朝上的手掌靠近肩膀。三頭肌（上臂後側）會讓手肘伸展或伸直。大腿前側的股四頭肌群會讓膝蓋伸直，腿後肌群（大腿後側肌肉）則讓膝蓋彎曲。由此可知，每條肌肉都會讓關節沿一個方向或一個平面移動。如果有哪個運動必須讓超過一個關節沿一個方向或一個平面移動，那麼根據定義，你就是沒有獨立出特定某一塊肌肉。

　　現在，我們要進一步推展這個概念。如果想獨立出一個無力的肌肉，那麼你就要盡一切可能，在運動時避免用到其他任何

肌肉，讓單一肌肉對抗它能安全對抗的最大阻力。二頭肌彎舉可以用站姿或坐姿進行，不過，哪個姿勢最能獨立出二頭肌，讓二頭肌推動最大的阻力呢？坐姿，因為站立時，支撐和維持你平衡的肌肉會收縮，這樣會分掉原本可以投入二頭肌的力氣。採用坐姿，你的二頭肌可以對抗更大的阻力，所以會更快變強壯。可以的話，運動時最好採取坐姿，這樣更能獨立出你想強化的肌肉。

肌肉為什麼會變強壯？

　　肌肉是由肌動蛋白（actin）和肌凝蛋白（myosin）這兩種蛋白質組成的。每條肌纖維都含有這兩種蛋白質。肌動蛋白看起來像排成一列的球，肌凝蛋白則像高爾夫球竿，有個桿身和桿頭。肌肉收縮時，高爾夫球桿頭（肌凝蛋白）會把球（肌動蛋白）推到一旁，和相鄰的球排在一起。桿頭接著會移向那顆相鄰的球，把它推到下一顆球旁邊。整個過程就這麼持續。想像一下，有十億個高爾夫球竿把球推向一旁，推去和隔壁的球相鄰，以此類推，於是每個蛋白都和另一個蛋白一同滑動。高爾夫球竿推動球的時候，產生了力量。肌肉就是這麼產生力量的，而肌力的強弱取決於有多少球竿可以推球。如果想讓肌肉變強壯，就必須提高肌肉量，製造出更多的高爾夫球竿和球。

　　肌肉得產生力量才能發揮功用，因此，讓肌肉適應較大的阻力、產生比之前更大的力量，就會長出新肌肉。唯一能讓肌肉變強壯的方法，就是讓它適應愈來愈大的阻力。肌肉變強壯之後，

活動時就不會拉傷或引發症狀了。

　　為什麼理解這件事這麼重要呢？因為坊間流傳著太多錯誤的資訊，這點必須特別澄清。大多數人做強化肌力運動時，都是讓特定肌肉去做若干種運動，他們會做若干回合的動作，每一回合裡面的動作會重複做若干下。如果他們感覺該運動變容易了、想增加該運動的挑戰性時，通常是增加重複的次數或回合數。但只要阻力不變，即使重複次數或回合數增加，也無法誘使身體產生更多的肌肉量。因此，你並不會變強壯。

　　請清楚知道一件事：用哪種方式產生阻力並不重要，啞鈴、槓鈴、機器，甚至彈力帶或拉力繩，統統可以。唯一的重點是適度挑戰你的肌肉，讓肌肉產生力量來對抗漸進式增加的阻力。

控制速度的全範圍活動

　　肌肉會讓關節在一定活動範圍之內，沿著一個平面活動。做肌力訓練的時候，目標是讓肌肉在關節的完整活動範圍內推動一個阻力。為什麼這很重要呢？因為在肌肉配合該運動而做出調整時，阻力只是因素之一，另一個因素則是阻力移動的距離。有效的運動會利用這兩個因素，讓肌肉在完整的活動範圍中對抗最大的阻力。未達到完整的活動範圍，就會限制肌肉的總工作量，並且限制了肌肉適應該運動的能力。

　　有些人推崇等長收縮（isometric contraction），也就是肌肉收縮時，不產生任何關節活動。也有人推崇一組動作做這一半的活

動範圍，另一組做另一半。我相信大家能想出各種變化，然而，好好遵守鍛鍊肌肉的原則，才能在最短的時間變強壯。

雖然關鍵是利用阻力，但別忘了量力而為。我有些患者會因為擔心受傷，所以不大敢增加他們用的阻力，有些患者則是太急著想消除症狀，因此太積極增加阻力。有個辦法可以輕鬆確認你是不是用了太大的阻力——如果一個運動，你無法做到完整的活動範圍，那就是阻力太大了。做運動的首要之務是，做到完整的活動範圍，使用的阻力大小是次要，唯有能做到該運動的完整活動範圍，使用的阻力才算恰當。

現在來談談動作的快慢。動得太快，會阻礙肌肉推動阻力；但如果動得太慢，乳酸就會迅速累積，可用的肌肉量會減少，限制你推動阻力的能力。做阻力訓練時，最糟的一種節奏是，因為相信衝力（momentum）愈大效果愈好，所以使勁猛做。但事實上，那麼一來，推動阻力的不再是你肌肉輸出的力量，而是衝力。所以，產生衝力反而會阻礙肌肉變強壯。

用有控制的速度做運動，或許不怎麼好玩，但人體就是這樣運作的。千萬別忘了，產生乳酸會妨礙肌肉變強壯，而運動時速度太慢會使得乳酸迅速累積。如果做一回合的特定阻力運動應該花十秒，而你做了二十或三十秒，最後無法做完整回合的重複次數，就是因為容許乳酸產生的時間太多了，到最後你不再有肌肉量可以推動阻力。如果你在正常的十秒中完成同樣阻力的運動，就不會有時間產生乳酸。在進行肌力訓練的時候，應該感覺關節

以舒適的速度活動。不應該有衝力產生，但也不要拉長完成動作的時間。

正確呼吸

做運動時務必配合正確的呼吸，尤其是阻力比較費力的時候。正確地呼吸有助於預防憋氣，以免心血管系統的壓力上升。而且吐氣時腹肌收縮，會把你的軀幹和骨盆固定在一起，使得上肢或下肢肌肉不再和軀幹或骨盆連動，因而能產生更大的力量，更容易增強肌力。一般而言，最好在肌肉縮短時吐氣，在肌肉恢復正常長度時吸氣。如果你做的是自由重量訓練（例如用啞鈴或槓鈴），就在對抗重力時吐氣，順著重力時吸氣。如果你用的是拉力帶或拉力繩，那就在肌肉縮短時吐氣，肌肉恢復全長時吸氣。

設計你的肌力訓練方案

我猜你們大多數人會覺得應該天天做肌力訓練。但是別忘了，其實一週不該鍛鍊肌肉超過三次。我建議在星期一、三、五或二、四、六做肌力訓練。

提醒一下，為什麼一週三次的計畫最有效、最安全呢？——因為你進行肌力訓練時，其實是讓肌肉中產生許多微小的撕裂傷，破壞肌肉。這會造成發炎反應，而身體會靠製造更多肌肉來修復肌肉。這種發炎反應發生在運動後的二十四到四十八小時。

在這段期間強化肌力，會讓肌肉容易拉傷、受傷。因此，一週只能做三次運動訓練，中間間隔一天讓肌肉修復。

每個動作要做三回合，一回合是重複做十下，每回合之間和不同動作之間休息一分鐘。至於阻力，我建議用最大力氣的五十％。換句話說，如果用一到十來描述做一回合重複十下的特定阻力有多辛苦，一是沒什麼感覺，十是感覺可能拉傷了肌肉，你應該要從難度五開始。也就是，要是我問你，你一回合能不能做十四或十五下時，你會回答：應該辦得到，但會有些困難。

一旦你覺得自己很清楚該怎麼做這些動作了，就可以把強度提升到最大力氣的八十％，或是一到十的難度八。八的程度是，如果我問你能不能做十一或十二下，你會覺得應該辦得到，但是非常困難。我發現這是鍛鍊肌力、同時壓低受傷風險的最佳施力程度。

別忘了，我們做的各項動作只是一種手段，為的是獨立出無力的肌肉、讓肌肉可以去適應更大的阻力，這樣在進行功能性活動時才不會拉傷或引發症狀。不管你是用什麼來產生阻力，用舉重機、啞鈴、槓鈴或彈力帶、拉力繩都好，目標是都一樣的──一開始的起始阻力是最大力量的五十％，然後漸進到八十％。繼續按八十％的阻力程度鍛鍊，直到感覺像五十％的努力程度。這表示你的肌肉已經習慣這個阻力，長出肌肉來因應了，所以同樣的阻力程度會感覺變得容易。

一旦有這種狀況，就提高阻力，讓施力恢復到最大努力的

八十％。之後再維持這個阻力程度，直到你的肌肉適應，感覺自己只用了最大力量的五十％，以此類推。這個過程的目標是最終培養出足夠的肌力，讓肌肉從事特定活動時所輸出的力量，大於做該活動需要的力量。達到這個程度之後，你就能沒有任何症狀地輕鬆做這項活動了。一旦所有活動都能輕鬆進行、沒有任何症狀時，你就達成你的最終目標了。到這個階段，就可以選擇把阻力維持在這個程度，不用再增加。將來如果要從事的活動需要更多肌力，你可以再度開始逐步增加阻力，滿足更辛苦的活動需求。

漸進式阻力訓練表

開始 →	第一次進階 →	第二次進階 →	最終進階
阻力程度：五（最大為十）	阻力程度：八（最大為十）	阻力程度：五（最大為十）	阻力程度：八（最大為十）
感覺可以做十五到十六下。可以輕鬆完成之後，開始第一次進階。	感覺可以做十一到十二下。繼續做這個阻力程度，直到感覺阻力程度是五。	感覺可以做十五到十六下。可以輕鬆完成之後，開始最終進階。	感覺可以做十一到十二下。繼續做這個阻力程度，直到感覺阻力程度是五。

安全第一，慎防傷害

想儘量減少肌肉中的乳酸累積，還有另一個要注意的地方，那就是：在做肌力訓練運動時穩定身體。運動時，該站著還是坐著，哪個比較好？這問題雖然不那麼受到重視，不過這個關鍵決定能讓你更容易變強壯。如果站著運動，等於是在做運動時要求

身體幫你維持穩定。因此除了推動阻力的肌肉，其他的肌肉也需要收縮，才能提供運動時需要的平衡和穩定性。其中的風險是，原本可以用在推動阻力、鍛鍊特定肌肉的寶貴力量，卻被負責平衡、穩定的肌肉拿走了。這樣非常沒效率，會降低你成功的可能性。

健身界甚至推崇一種觀念——認為運動時愈不穩定愈好。因此會要求大家做單腿的運動，或在鍛鍊一側手臂時，另一側手臂仍握著阻力不動，或是在抗力球或其他不穩定的平面上做運動。如果想增強你做某些體育活動時的平衡感，這種不穩定性或許有幫助，但如果要鍛鍊單一肌肉，這是有害而且無效的。該用在要鍛鍊的肌肉上的力氣，現在卻被負責維持平衡的肌肉拿走了，你距離達成目標就更遠了。我的針對性肌力訓練計畫最棒的地方在於，大部分的運動都是坐姿進行，可以讓你更有效地獨立出需要強化的肌肉。

對許多人來說，藉著肌力訓練來消除疼痛，好像違反直覺。他們常常問：「如果我做某個功能性活動會痛，怎麼可能做肌力訓練卻不痛？」答案是，你做功能性活動時，其實用到了許多肌肉。如果一個肌肉拉傷的程度嚴重到會引發疼痛，表示其他肌肉一定正在代償而且過勞。只要這個狀況存在，做活動時就會疼痛。但在做我的針對性肌力訓練時，身體大部分是穩定不動的，只動到單一肌肉做動作，這麼一來，就能預防運動時拉傷其他肌肉，所以做強化肌力運動是不會痛的。等到所有肌肉都夠強壯

了，就能在執行任務時正常運作，不會引起疼痛了。最後要強調的是，用不著害怕阻力這個詞。阻力可以來自彈力帶或自由重量（例如啞鈴或槓鈴），或是機器。一開始的阻力可以非常輕，然後逐漸變得比較有挑戰性。重點只是務必加上某種形式的阻力，迫使肌肉變強壯，長出更多肌肉。唯有這樣，才能讓肌肉強壯到足以執行任務而不會受傷。

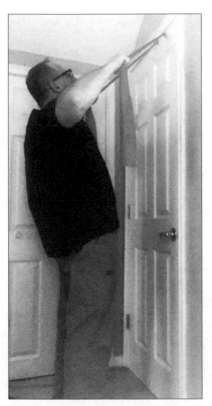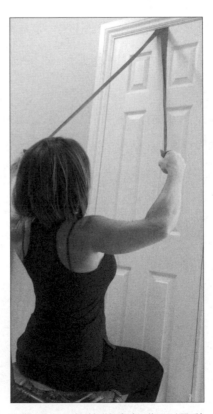

圖1-4a. 站著做高拉背肌運動　　圖1-4b. 坐著做高拉背肌運動
缺乏效率　　　　　　　　　　　比較有效率

告別疼痛

現在你應該明白，相較於傳統醫療和健身機構的看法和態度，亞斯診療法是一種多具革命性的方法了。我的目標是，讓所有無法擺脫疼痛的人都有機會應用我這套方法，最終讓亞斯診療法成為診斷與治療疼痛的首要方式。當然有些人會需要醫療協助來消除疼痛，所以我們需要一套可以診斷並且治療疼痛的統一方法。心臟有問題的人會去看心臟科醫生，而且預期得到和別人差不多的診斷和治療程序，疼痛也該是這樣。人人都有權過無痛的人生。我會繼續努力，直到所有人都能得到他們需要的正確照顧。

據我所知，九十五到九十八％的疼痛都起因於肌肉，因此目前我會把重點放在你一天之中可能遇到的各種功能性限制。我會討論那些受限的功能性活動或任務，是什麼導致限制，以及怎樣才能消除限制。本書接下來會變得非常簡單──找出你有困難的活動，了解困難的原因，矯正這個原因，讓你的生活不再為此分神、煩心。這是讓你一勞永逸、從此無痛活動的好機會！

第2章
居家日常生活

　　大部分人的一天是從早晨開始的。鬧鐘響起，開啟了我們的一天。對許多人來說，這是最困難的一刻，最強烈的疼痛會張牙舞爪地現身。

　　在忙碌的一天裡，我們的肌肉會收縮來從事各種活動或任務，因而產生了乳酸。肌肉是由肌凝蛋白和肌動蛋白構成的，乳酸會阻礙肌凝蛋白和肌動蛋白彼此連結而產生力量的能力，害肌肉變得比較難收縮。乳酸中產生的酸性物質可能影響人體的pH值，如果血液變得太酸，對人體的生化運作可能有危險，因此我們的身體有保護機制，會設法移除乳酸。血液必須進入肌肉，把乳酸帶到肝臟，在肝臟裡轉化成丙酮酸（pyruvic acid），而丙酮酸能用來產生人體所需的能量。由於血液是溫熱的，血液流過肌肉帶來的熱度，能讓肌肉維持在比較長的長度。我們的痛覺受體散布在包覆肌纖維的結締組織上，因此，當肌肉能維持愈長的長度，痛覺受體就愈分散，我們就愈不會痛。

　　躺著睡覺時，沒做任何活動，於是肌肉中不會產生乳酸，

因此，不需要額外的血液流過肌肉，這表示睡覺時肌肉的長度會縮短。而拉傷的肌肉尤其容易收縮，導致肌肉縮短。所以你醒來時，是肌肉在一天中最短的時候。肌肉有多長，痛覺受體就有多分散，所以當你睡了一晚、早上醒來的時候，肌肉上的痛覺受體很可能最密集，因此這時的痛覺可能比較強烈。理解了為什麼起床時似乎會比較痛的道理，能幫助你了解身體的運作方式，以及可以採取哪些步驟來消除疼痛。

當然，最理想的長久解決之道，是解決所有肌肉無力和失衡的問題，這樣你就不會在起床時有肌肉拉傷或肌肉收縮的狀況。暫時的處置方式則是，建議在痛處使用熱敷墊，預防肌肉在夜間收縮。還有各種薄荷或樟腦的貼布，一次可以維持熱度三、四個小時。就寢之前做些簡單的伸展，也有助於讓肌肉在夜間維持最適長度，這是減少早晨疼痛的關鍵。

在美好的早晨醒來

早上了，你睡前試過我剛剛說過可以讓肌肉伸到最長的一些方式，如果你還會疼痛，無法活動自如，可以趁現在再做幾個動作，讓你一天的開始更無痛、更愉快。在你開始早晨刷牙或梳頭的例行公事之前，建議先沖個溫水或熱水澡。起床之後的前幾步也許有點困難，不過一旦撐過這段路、來到浴室，讓溫熱的水沖在身上（尤其是疼痛的部位），水溫就會開始增加全身的血流。血流的功能是移除乳酸，血流因為溫熱的水而增加，會讓你的肌

肉長度變得比較長。痛覺受體散布在肌肉上，肌肉拉長，痛覺受體就比較分散，因此痛楚會減輕。

　　有人說過你背痛是因為椎間盤突出、脊椎狹窄或神經壓迫嗎？或者他們說，你周邊關節的疼痛是關節炎、半月板破裂或肩盂唇撕裂（labral tear）造成的？但是，如果你早上沖個熱水澡，疼痛似乎就煙消雲散了。現在你明白為什麼了。引起疼痛的不是結構變異，而是那部位的肌肉，所以沖熱水澡讓肌肉伸長後，你就拉開肌纖維上痛覺受體之間的距離了。你的疼痛其實是肌肉造成的，可以採取一些步驟來解決，知道這點是不是很開心呢！

　　既然沖完溫水或熱水澡，舒服點了，覺得柔軟度好一點，我們就來點進階的，做個十五到二十分鐘的伸展操。花不了多少時間，卻很值得。在肌肉暖和起來之後，現在，你可以更積極地伸展肌肉。肌肉有個罕為人知的特點是，肌肉力量的變化取決於肌肉的長度。其實肌肉在最適長度能產生最大力量。所以讓肌肉保持在最適長度，不只對柔軟度好，而且能最有效率地產生最大肌力和最佳表現，受傷的風險也最小。

　　你有一系列的下肢伸展運動可以做，包括股四頭肌、髖屈肌、腿後肌群、小腿肚、梨狀肌和髂脛束的伸展。維持上肢肌肉的最適長度沒那麼重要，原因很簡單——我們不用手走路。

:::::::::::::::::::::::::: **下肢伸展** ::::::::::::::::::::::::::

▶股四頭肌伸展
目的：伸展四頭肌群
阻力來源：無

平躺著，要伸展的腿從床邊垂下，另一腿的膝蓋彎曲、腳掌踩在床上。將一條毛巾繞在要伸展的腳踝上，方便施力。抓住毛巾，緩緩開始把膝蓋彎向臀部，直到大腿前側感覺到伸展。一旦感覺到伸展，維持該姿勢二十秒，然後回到起始位置。伸展時，注意背部要平，不要凹陷。以這個姿勢伸展股四頭肌，身體會非常穩定，大部分的人應該都做得到（相較之下，一般建議伸展股四頭肌的方式是單腳站立，把另一隻腳的腳踝拉向臀部）。

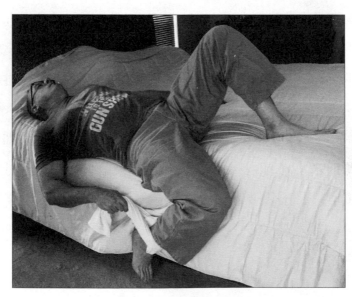

圖2-1.股四頭肌伸展

▶髖屈肌群伸展
目的：伸展髖屈肌群
阻力來源：無

做這個運動時，拿張椅子或用沙發等物體來幫助你保持平衡，
單膝跪在該物體前方。你要伸展的就是跪著那條腿的髖屈肌
群。另一條腿慢慢地向前移，跪在地上的那條腿彎曲，腳背平
放在地上。軀幹保持直立，然後骨盆開始向前移動，整個人會
開始往前腿靠近。你會開始感覺跪著那條腿的大腿上部有伸展
的感覺。一旦達到舒適的伸展位置，維持在該位置二十秒。

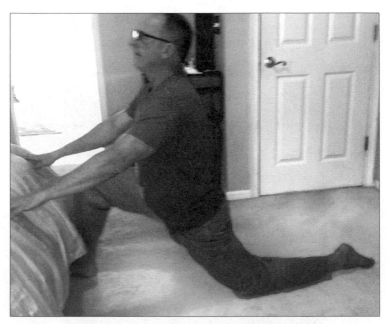

圖2-2.髖屈肌群伸展

▶腿後肌伸展

目的：伸展腿後肌群
阻力來源：無

坐在床上，要伸展的腿伸向前，另一腿從床邊垂下，雙手放在要伸展的大腿上。背部務必挺直，不要駝背。開始將胸口貼向前面的那條腿，膝蓋不要鎖死，腳趾朝你的前方下壓。胸口繼續貼向腿，直到大腿後側出現伸展的感覺。有伸展的感覺之後，維持姿勢二十秒，然後回到起始位置。你可能往前彎沒很多，大腿後側就出現緊繃感了，但是沒關係，慢慢就會進步了。

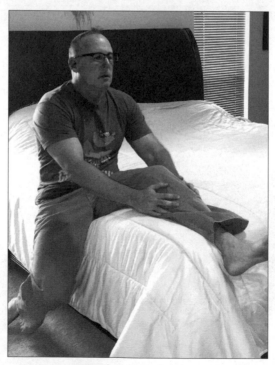

圖2-3.腿後肌伸展

▶小腿肚伸展

目的：伸展小腿肚
阻力來源：無

面對牆而站。手臂打直伸向前，手掌貼在牆上。兩腳打開與臀部同寬，一隻腳膝蓋微彎，另一腳向後踏一小步。你會伸展到後腿的小腿肚，伸展過程中，腳掌要完全貼住地面。前腿的膝蓋是彎著的，軀幹向前移動，讓前腿承受比較多體重。軀幹繼續向前移，直到後腿的小腿肚有伸展的感覺。有伸展的感覺之後，維持該姿勢二十秒，然後回到起始位置。

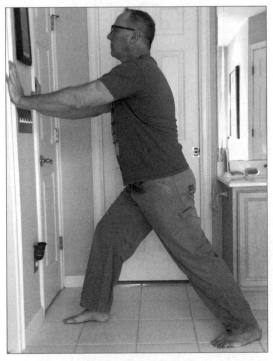

圖2-4.小腿肚伸展

▶梨狀肌伸展
目的：伸展梨狀肌
阻力來源：無

坐在椅子上，背部要有支撐。一腿彎曲踩在地上，要伸展的那條腿的腳踝架在彎曲的膝蓋上。如果腳踝架不到膝蓋，就架在小腿上，位置愈高愈好。接著用雙手抓住要伸展那腿的膝蓋。把膝蓋拉向對側的肩膀，直到臀部感覺到伸展。有伸展的感覺之後，維持該姿勢二十秒，然後回到起始位置。這個伸展動作可以暫時減輕坐骨神經的症狀。

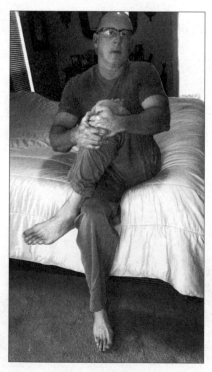

圖2-5.梨狀肌伸展

▶髂脛束伸展
目的：伸展髂脛束
阻力來源：無

首先坐在椅子上，兩腳踩在地上。把你要伸展那腿的腳踝架在另一腿的膝蓋上。雙手放在要伸展那腿的膝蓋上，緩緩把膝蓋向下壓，伸展的感覺可能出現在臀部到膝蓋之間的大腿外側。感到輕微的伸展感之後，維持該姿勢二十秒。然後回到起始位置。如果你的髂脛束太緊，無法把腳踝架在另一腿的膝蓋上，就先把腳踝放在腳脛（小腿）的一半高，用一手固定腳踝，另一手把膝蓋往下壓。你會慢慢進步，最後腳踝就能放在另一腿的膝蓋上伸展了。

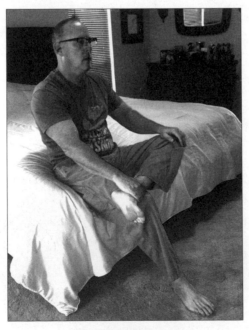

圖2-6.髂脛束伸展

我們用腳走路，所以整天都會用到腿部的肌肉，而且運動的強度遠比手臂大，所以比較容易拉傷、失去最適長度。上肢最明顯需要伸展的肌肉大概是胸肌。上背痛、脖子痛，甚至偏頭痛最常見的原因是胸肌、前肩、二頭肌，與肩胛骨、肩膀後側、三頭肌之間肌肉的失衡。這種肌肉失衡可能造成一種名為「頭前傾加圓肩」（編著：也就是駝背姿勢）的不良姿勢，有這種問題的人因為肩膀被拉向前，肩胛骨遠離脊椎，所以任何從脊椎延伸到肩胛骨的肌肉都會過度伸展，無法產生力量或執行任務。像是提肩胛肌（負責支撐頭部）可能拉傷，導致頸部和上斜方肌區域疼痛，甚至引發頭痛。又如中斜方肌和菱形肌也可能拉傷，導致肩胛骨之間疼痛。

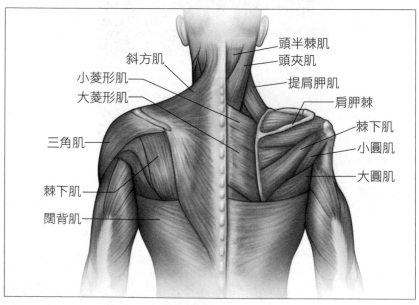

圖2-7.頸部和肩部肌肉

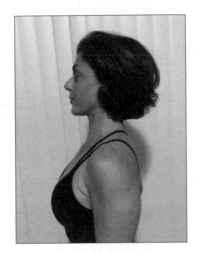

圖2-8.理想姿勢

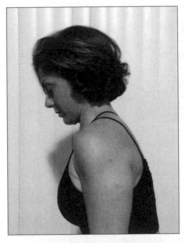

圖2-9.不良前傾姿勢

　　胸肌縮得愈短，上述的情況就愈嚴重。所以如果你感覺自己頸部、上斜方肌區域或肩胛骨之間愈來愈痛，好好地做**胸肌伸展**，或許能暫時減緩疼痛。

▶胸肌伸展

目的：伸展胸肌
阻力來源：無

站在門口，手肘舉到肩膀的高度。手臂夠長的人，手肘會搭在門框上。手臂比較短的人，手肘可能剛好在門框內側。雙腳站在門口中央，身體往前傾，軀幹保持直立。你的胸部會逐漸移動到肩膀連線的前方，在肩膀前側、胸肌與肩膀連接處會產生拉扯的感覺。身體繼續向前，直到達到溫和的伸展。維持該姿勢二十秒，然後回到起始位置，重複動作。

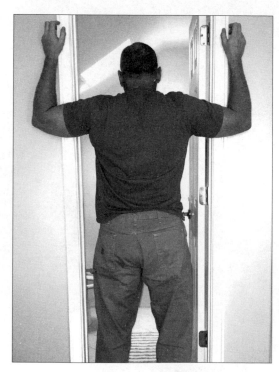

圖2-10.胸肌伸展

起床的過程

　　起床可能是許多人一天之中最辛苦的事。躺著要坐起來，就痛得要命。坐在床尾要站起來，可能一樣艱難。要站直身子，可能費盡千辛萬苦，花上九牛二虎之力，而且痛徹心肺。很多人聽說這是老化的過程，或椎間盤突出、脊椎狹窄、神經壓迫或是關節炎的關係。且容我來介紹一下這個身體部位──髖屈肌群。你可能不知道，不過這部位一直以來都是這種疼痛的罪魁禍首。

　　髖屈肌群由一群從腰椎和骨盆延伸到髖關節的肌肉所組成。讓人很難站直的肌肉，是腰大肌和腰小肌。腰大肌和腰小肌始於腰椎，以對角線穿過腹腔，末端位在髖關節內側。這些肌肉稱為髖屈肌群，是因為如果把軀幹視為肌肉的固定側，連接到的大腿視為移動側，這些肌肉就是把膝蓋帶向胸前。反過來看，把腿視為固定側，軀幹視為移動側，這些肌肉就是讓你前彎，讓軀幹靠近地面。如果髖屈肌群做出讓軀幹靠近地面的動作，意思就是，髖屈肌群此時縮短了。也就是說，當你要再度站直軀幹時，髖屈肌群就會拉長或伸展。因此，如果髖屈肌群在夜晚大幅縮短了，在你試圖坐起或站起來的時候，髖屈肌群就很難伸長、讓軀幹遠離大腿。

　　髖屈肌群嚴重縮短的人很多都會側睡，睡覺時呈胎兒姿勢，做這姿勢時，髖屈肌群會處於最短長度。缺點是，要坐起來、甚至站直的時候，拉長髖屈肌群的過程會讓肌肉與腰椎相連的位置

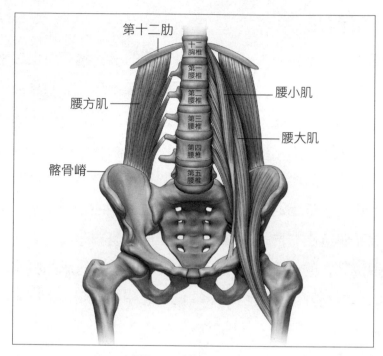

第十二肋

十二胸椎
第一腰椎
第二腰椎
第三腰椎
第四腰椎
第五腰椎

腰方肌

腰小肌

腰大肌

髂骨嵴

圖2-11.髖屈肌群

感覺到強烈的疼痛。如果你有這個困擾，而且起床是難以克服的挑戰，我們就來處理問題根源，讓你輕鬆一點吧。

如果延長髖屈肌群，你的髖屈肌群就會夠柔軟，當你從躺著坐起來或站起來的時候，便不會劇烈拉扯腰椎。別忘了，這只是暫時讓你平順度過一天中這類狀況的辦法。要長久解決這個問題，就必須鍛鍊臀大肌和腿後肌群。臀大肌是臀部的肌肉，腿後肌群則是大腿後側的肌肉。這些肌肉是髖屈肌群的拮抗肌肉，適度強化之後，就能預防髖屈肌群再度縮短。要做的運動是**腿後彎舉**、**髖後伸**和**直腿硬舉**。你很快就能興高采烈地跳下床，迎接新的一天。

▶腿後彎舉：反踢腿
目的：鍛鍊腿後肌群
阻力來源：機器或彈力帶

以坐姿進行，把阻力固定在腳踝後。座位上務必有支撐（如果
是使用機器，下背必須靠著椅背；如果是用彈力帶或拉力繩，
臀部大約坐在椅子的前半，上半身向後靠，肩膀支撐在椅背
上）。把腿向前伸直，膝蓋不要鎖死。彎曲膝蓋到九十度，然
後回到起始位置。過程中，請將鍛鍊側的腳尖勾向自己，這樣
能有助於獨立訓練腿後肌群。在使用坐姿腿後彎舉的機器時，
務必讓膝關節對齊機器的支點。如果是用彈力帶或拉力繩，膝
蓋彎曲時容易向上抬起，這是因為腿後肌群無力，所以身體試
圖用髖屈肌群來代償。要預防這種情況發生，可以在運動中把
同側的手壓在鍛鍊側的膝蓋上，預防膝蓋抬高。務必防止膝蓋
抬高，要讓膝蓋彎到九十度時，腳掌正好掠過地面。

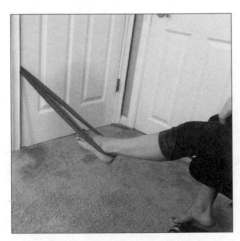
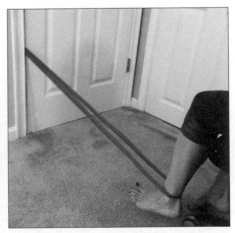

圖2-12a.腿後彎舉的起始點　　　　圖2-12b.腿後彎舉的終點

▶髖後伸：向後蹬
目的：鍛鍊臀大肌
阻力來源：機器或彈力帶

以站姿進行，把彈力帶夾在門和門框之間膝蓋高度的位置，然後勾到膝蓋後。站立的那腿向後踏，身體的重量則靠雙手壓在門和牆上，比較像是倚靠著門和牆壁站立，而不是單腳站立，這樣你在向後踢的時候，身體就不會和移動中的腿一起動。抬起要鍛鍊的腿，膝蓋彎曲九十度。腳尖朝前，讓腳踝引導整隻腳往後。在起始位置時，鍛鍊側的膝蓋應該至少在站立那腿的膝蓋前面十五公分處。開始向後踢，直到鍛鍊側的大腿對齊站立那腿的大腿，然後再回到起始位置。這個運動的關鍵是，身體沒有任何側向動作，軀幹也不會往前或往後彎，應該只有鍛鍊側的大腿在動。儘量保持圓背，至少背打直，避免下背在運動過程中凹陷。

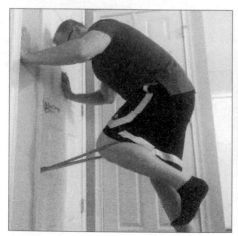

圖2-13a.髖後伸起始點

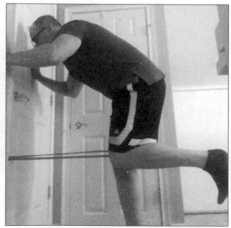

圖2-13b.髖後伸的終點

▶直腿硬舉：雙手沿大腿向下移動
目的：鍛鍊臀大肌和腿後肌群
阻力來源：啞鈴或彈力帶

從站姿開始，雙腳站得比肩膀寬一點，稍微外八。站直身子，膝蓋不要鎖死，臀部微微向後推。抓住大腿前方的阻力來源。從髖部向前彎，背打直，視線看向前方，開始沿著雙腿放下阻力。注意膝蓋不要彎，而且動作是從髖部啟動的。做下移的動作時，你會感覺到重心移動到腳跟。開始感覺到大腿後側緊繃時，慢慢挺直身子，回到起始位置。不用勉強下到哪個高度，只要向下到大腿後側感覺緊繃就好。務必挺直你的背，不要圓

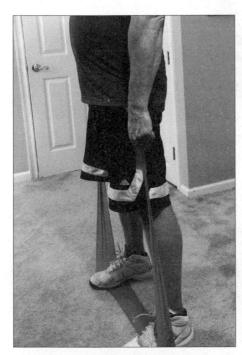

圖2-14a.直腿硬舉起始點

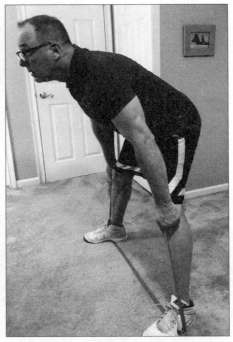

圖2-14b.直腿硬舉終點

背。圓背可能拉傷背部，而且背挺直的時候可以下到更低。向下的過程中，會感到重心向後移到腳跟。整個運動過程中，務必把阻力來源緊緊拉向大腿。

▶髖屈肌群伸展

見243頁的說明。

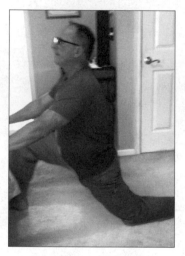

圖2-15.髖屈肌群伸展

如果早上醒來會背痛，或是想在起床之前做伸展的人，可以躺在床邊，一腿彎曲踩在床上，另一腿從床上垂下。注意，在慢慢將腿從床邊放下之前，請確保另一條腿是彎著踩在床上。許多人會在此時感覺到，垂下那條腿的大腿前側上部有強烈的伸展感，這是髖屈肌群在伸展。維持伸展二十秒，然後把腿挪回床上，等候三十秒，再做一次伸展。之後換邊，在床的另一側伸展另一條腿。

晨間例行公事

　　早晨出門前的行前準備往往讓人手忙腳亂，許多人必須和時間賽跑，做好開始嶄新一天的準備。各種活動時常做得不經思考，或不符合完美的力學，因而可能導致肌肉過勞、拉傷，最後引發疼痛。但我們的文化卻發展出一套準則，讓人用錯誤的方式去面對從事某活動會疼痛的問題。你聽過那個老笑話嗎？「醫生，我這樣就會痛。」醫生回答：「那就別這樣！」這笑話的預設立場是，如果做某件事會痛，那就別做那件事。這樣的思維很危險，而且並不實際。我們必須知道，進行活動、執行任務時，需要許多肌肉的協力合作。

　　如果那個引發疼痛的活動是患者非常喜歡的活動，或是非做不可的活動呢？要求患者別從事該項活動，可能降低患者的生活品質，甚至影響患者的生計。因此我想提出一種新思維——如果做某個動作會痛，應該去找出是哪個肌肉拉傷或失衡，然後矯正問題。問題解決之後，就能輕鬆進行那個活動，不會再引發疼痛了。這樣的態度最終能讓人在人生中做自己想做的事。

刷牙與吹頭髮

　　我治療過的許多患者有嚴重的背痛，所以覺得刷牙是早上最困難的事情之一。要知道，一定是有某種因素導致了某些肌肉拉傷，所以這麼一個簡單的動作才會引發強烈的背痛。和集中的下背痛最有關的肌肉是髖屈肌群。這個肌群主要由腰大肌和腰小

肌構成，腰大肌和腰小肌附著在腰椎，穿過腹腔向下連接到髖關節。這個肌群天生容易比它的拮抗肌群「臀大肌」更強壯。如果失衡太嚴重，髖屈肌群就會有縮短的傾向，而縮短的髖屈肌群容易痙攣。

刷牙的時候，你通常會往前傾，讓牙膏不會掉在地板上，而是掉進水槽裡。這是輕微的髖屈曲姿勢（hip-flexed position）。依據刷牙時間的長短，這姿勢可能維持數分鐘不等。如果維持的時間長，髖屈肌群縮短到足以引發痙攣，就可能導致下背部髖屈肌群連接腰椎的地方劇烈疼痛。疼痛感可能強烈到你無法支撐身軀，讓你不得不坐下，甚至最後倒在地上。

要解決這個問題，就得伸展髖屈肌群，並且鍛鍊臀大肌和腿後肌群。伸展髖屈肌群時，會拉長髖屈肌群的肌肉；鍛鍊腿後肌群和臀大肌，則讓你可以維持髖屈肌群的長度。這麼一來，就能預防拉傷、痙攣或下背痛。

吹頭髮可能造成類似的疼痛，尤其是喜歡靠向鏡子看頭髮吹得怎樣的人。這會迫使你的身軀進入髖屈曲姿勢，導致髖屈肌群縮短，可能造成下背痛。這種活動包含的要素還有：支撐吹風機、手臂舉到超過肩膀的高度。這些聽起來不是多大的負擔，不過要撐到吹乾頭髮，肩膀和肩胛骨的肌肉可能相當辛苦。

肩關節其實是手臂附著在肩胛骨末端內。肩胛骨位在胸廓上，但不是藉著任何韌帶或關節囊來附著，而是靠著肌肉固定，所以肩關節的力量頂多和肩胛骨與胸廓之間的支撐力一樣強。為

了順利做出吹頭髮這類的動作，我建議鍛鍊肩膀和肩胛骨的關鍵肌肉，包括後三角肌、旋轉肌、下斜方肌、菱形肌和中斜方肌，以及三頭肌。要鍛鍊後三角肌，可以進行**後三角肌運動**。想鍛鍊旋轉肌，請做**外轉運動**。要鍛鍊下斜方肌，就做**下斜方肌運動**。鍛鍊菱形肌和中斜方肌，則需要**用拉桿訓練高拉背肌**。鍛鍊三頭肌要做的是**三頭肌拉伸**。

▶後三角肌運動：猿臂

目的：鍛鍊後三角肌

阻力來源：啞鈴或彈力帶

站立進行，雙腳站得比肩膀寬，膝蓋微彎，臀部向後推，讓身體微微前傾。重心主要落在腳跟。手掌朝內，手肘不鎖死，把阻力抓握在大腿前（如果使用彈力帶或拉力繩，手臂會在兩腿旁，開始運動時，手是貼著腳的）。從肩膀開始動作，像擺錘一樣把阻力拉向兩旁。向外拉，直到覺得肩胛骨開始朝中央靠攏（大約六十度），然後再回到起始位置。

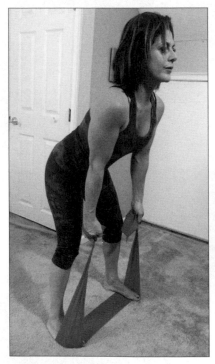 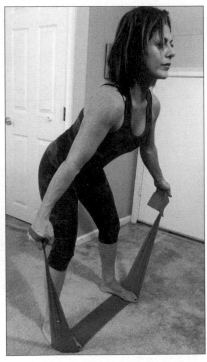

圖2-16a.三角肌運動的起始點　　圖2-16b.三角肌運動的終點

▶外轉運動：反向揮鎚

目的：鍛鍊旋轉肌
阻力來源：啞鈴或彈力帶

將手肘支撐在檯面邊緣或門把上，讓手肘稍低於肩膀，動作過程中，手肘維持九十度彎曲。鍛鍊側的手肘應該和雙肩在一直線上（如果手肘在雙肩連線的前面，旋轉肌就很難進行這個運動）。起始位置是前臂大約低於水平二十度。把阻力向上拉，直到前臂大約高於水平二十度，然後回到起始位置。維持上述的活動範圍就好，動作過大可能導致旋轉肌拉傷。

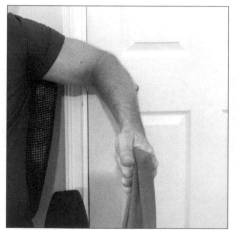 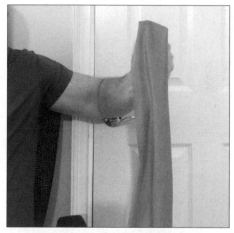

圖2-17a.外轉的起始點　　　　圖2-17b.外轉的終點

▶下斜方肌運動：漆牆壁

目的：鍛鍊下斜方肌
阻力來源：啞鈴或彈力帶

要讓肩膀有能力執行完整功能，這個運動很重要。坐在結實的椅子上，臀部坐在椅子前半，上半身微微向後靠，背靠在椅背上。如果做這個動作時覺得頭部很難固定，可以把椅子靠著牆，讓頭靠在牆上，預防阻力把你向前拉。首先把手臂直直伸向外斜四十五度的方向，也就是正前方和側邊的正中間；手在眼睛的高度，手肘伸直但別鎖死。抓握阻力時，手掌朝內。開始將阻力向上移動，直到上臂舉到臉頰的高度。然後上臂再回

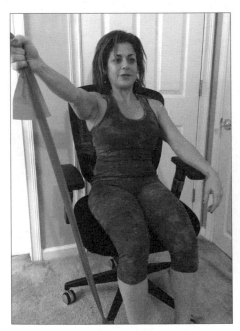 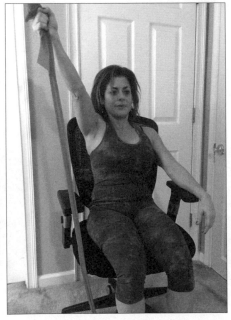

圖2-18a.下斜方肌運動的起始點　　圖2-18b.下斜方肌運動的終點

到肩膀高度的起始位置。我喜歡説這是從眼睛到臉頰。請記住，雖然看似是肩膀的肌肉在產生動作，但其實是下胸部的肌肉將肩胛骨沿著背部向下拉，使得肩膀連結的手臂舉起來。請想像你的肩胛骨沿著背部向下拉，或是請人把手放在你的肩胛骨上，讓你感覺一下自己的肩胛骨沿著背部向下移動。

▶用拉桿訓練高拉背肌：從支架往下拉

目的：鍛鍊位於肩胛間的中斜方肌和菱形肌
阻力來源：拉桿或彈力帶

以臀部為支點，軀幹後傾大約三十度（如果坐在椅子上，臀部就坐到椅子前半，肩膀靠在椅背上），舉手抓住拉桿或彈力帶，來到起始位置，此時雙臂幾乎伸直，但手肘沒有鎖死。兩腳平踩在你前方的地上。向下拉時，手肘維持在肩膀高度，一直拉到手肘來到雙肩連線後方。前臂和阻力要維持在一直線上。然後回到起始位置。動作過程中別讓手肘垂下來，以免沒鍛鍊到肩胛骨之間的肌肉，卻練到其他肌肉。

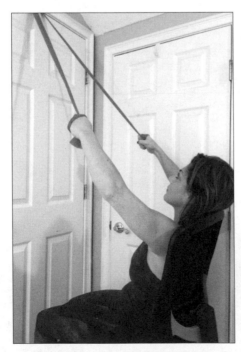 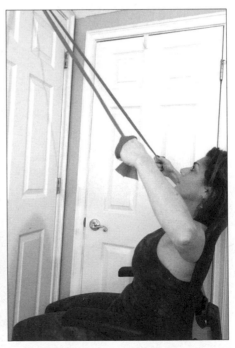

圖2-19a.高拉背肌起始點　　　　　圖2-19b.高拉背肌終點

▶三頭肌拉伸：拋釣竿

目的：鍛鍊單臂與雙臂的三頭肌
阻力來源：啞鈴、W型彎曲槓或彈力帶。

這個運動是鍛鍊三頭肌最有效的方式，因為此時三頭肌的長頭（long head）處於最適位置。三頭肌只有長頭經過肩關節，所以只有長頭能影響手臂骨在肩關節的位置。這個運動可以用單臂或雙臂進行，取決於你只有單側疼痛，或需要鍛鍊雙臂才能消除疼痛。用啞鈴做這運動時，要仰躺著，雙腳踩在地板上

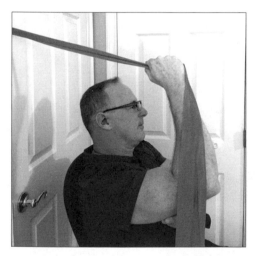

圖2-20a.三頭肌拉伸的起始點

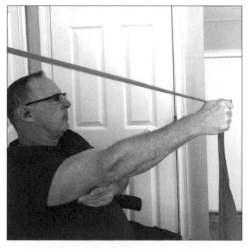

圖2-20b.三頭肌拉伸的終點

支撐。開始時,手臂直舉在肩膀上方,手肘伸直但不要鎖死。上手臂保持不動,開始彎曲手肘,讓前臂和啞鈴朝你的額頭方向移動。待手臂彎到九十度之後,再回到起始位置。動作做到底的時候,小心別讓手肘鎖死。(如果阻力來源是彈力帶或拉力繩,你可以背向門坐在椅子上,背靠著椅背,雙腳踩在前方地上。彈力帶夾在門和門框之間略高於頭的高度,手肘舉到肩膀高度、彎曲九十度,手掌朝內抓住彈力帶,然後在上臂維持水平的情況下,逐漸伸直手肘,伸直到手肘幾乎鎖死。再回到起始位置。)

穿衣褲

　　人如果欠缺某些條件，穿起衣服來可能困難重重。你得具備完整的關節活動範圍和柔軟度，而且相關的肌肉要有力氣，穿衣服時才不用擔心疼痛或受傷的問題。

　　如果肌肉柔軟度不佳，沒辦法伸手摀到腳，把褲管套進腳裡，穿褲子就可能很麻煩。你可能得把褲子放在地上，把腳踩進褲管，再想辦法伸手拉起褲子，甚至用某種輔具來摀到褲子。會發生這種障礙的主要原因之一，是股四頭肌群和腿後肌群之間失衡。

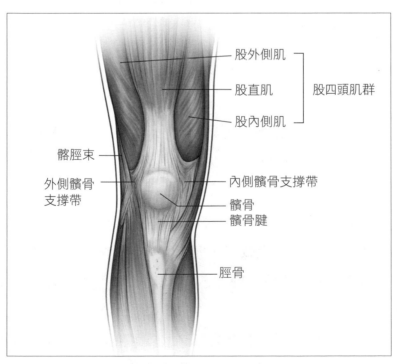

圖2-21.股四頭肌群

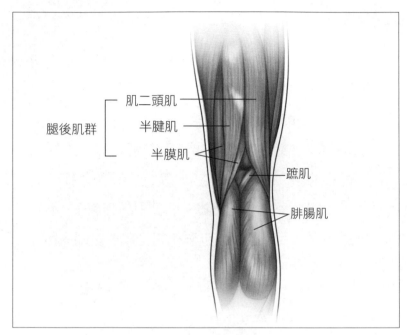

腿後肌群 {
肌二頭肌
半腱肌
半膜肌

蹠肌

腓腸肌

圖2-22.腿後肌群

　　如果你往前傾穿衣服有困難，很可能是因為你無法從髖部往前彎，髖部無法前彎，所以你只好用凹背的方式往前，但是當下背的弧度無法反轉，下背就無法做出完整的活動範圍。一般站姿，下背的正常狀態是微微凹陷，但前彎的時候，下背的弧度應該要能反轉，下背才能做到最理想的彎曲。前彎時下背弧度反轉的能力受限，通常和股四頭肌群（大腿前側）和腿後肌群（大腿後側）之間的肌肉失衡有關。由於你的大部分承重活動（例如坐、站、爬樓梯或行走）都會用到股四頭肌群，所以通常本來自然就會有點失衡的狀況，但如果失衡的狀況太嚴重，股四頭肌群

就可能大幅縮短。股四頭肌群連接到骨盆前側,所以會把骨盆前側向下拉,使得骨盆後側上升,而這會導致下背過度凹陷。處於這種姿勢時,下背肌肉(從胸廓底部連接到骨盆上緣)會大幅縮短。當你想要前彎時(例如要穿褲子時),縮短的下背肌不再能伸展到最適長度,因此阻礙下背從凹陷變成拱起。你之所以無法往前彎搆到腳,就是這個原因。

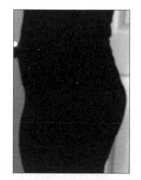
圖2-23.正常的背部曲線

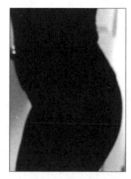
圖2-24.下背凹陷

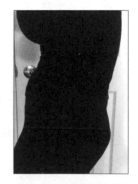
圖2-25.下背拱起

　　為了解決這個問題,你必須伸展股四頭肌群,並且鍛鍊腿後肌群和臀大肌。腿後肌群和臀大肌是股四頭肌群的拮抗肌肉,能維持股四頭肌群的長度。一旦股四頭肌群維持在最適長度,下背的凹陷幅度就不會再增加,而下背肌肉也能維持在最適長度,擁有完整的活動範圍。要做的運動包括**股四頭肌伸展**、**腿後彎舉**和**髖後伸**。

▶股四頭肌伸展

見247頁的說明。

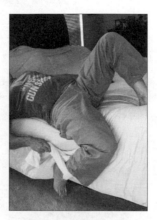

圖2-26.股四頭肌伸展

▶腿後彎舉：反踢腿

見228頁的說明。

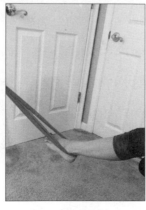 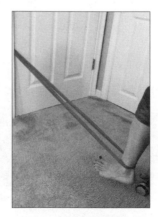

圖2-27a.腿後彎舉的　　　圖2-27b.腿後彎舉的
起始點　　　　　　　　終點

▶髖後伸：向後蹬

見231頁的說明。

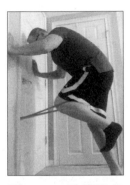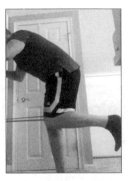

圖2-28a.髖後伸的　　圖2-28b.髖後伸的
起始點　　　　　　終點

　　關於這個問題，我想強調一點：一般認為，下背活動範圍受限是因為腿後肌群（大腿後側肌肉）緊繃。然而，我治療過有這種問題的人之中，超過百分之九十最後發現是股四頭肌群（大腿前側肌肉）緊繃，而腿後肌群其實是過度柔軟的狀態。

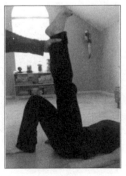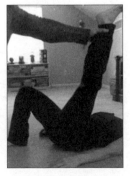

圖2-29a.腿後肌群　　圖2-29b.腿後肌
柔軟度正常　　　　群過度柔軟

　　最簡單的判斷方式是，利用伸展動作來檢查股四頭肌群和腿後肌群的柔軟度，並且看看下背是比較凹陷，還是平坦而微凹。如果背部非常凹，表示股四頭肌群太緊。如果是平的，就是腿後肌群太緊。大部分的人在檢查時，會發現自己的背部過凹。

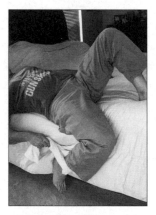

圖2-30.股四頭肌柔軟度測驗

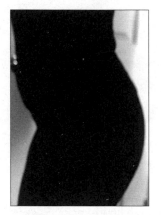

圖2-31.背部凹陷

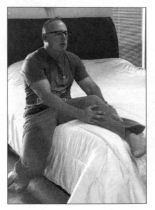

圖2-32.腿後肌柔軟度測驗

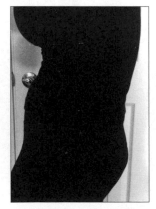

圖2-33.下背平坦

即使你完成我建議的所有運動，有辦法摸到腳、讓腳穿過褲管了，穿褲子還可能遇到另一個阻礙——站起來，平衡身子，把褲子拉起穿好。對許多人來說，平衡可能有困難，因為平衡要靠耳朵和腦部了解自己在空間中的位置。所以如果你不用靠手或扶手支撐就坐得穩，與神經相關的部分應該有正常運作。但如果坐得穩，站立的時候卻很難站穩，這表示是腿部的肌肉沒有力氣。

和平衡最有關係的肌肉是臀中肌。臀中肌位在骨盆側面、髖關節上方，負責維持骨盆水平，尤其是單腿站立的時候（例如一腳一腳穿上褲子的時候）。臀中肌無力時，你會覺得自己快倒向站立那腿的另一側。這就是大家無法穩定平衡的主因。

這個問題的解決辦法是鍛鍊臀中肌，要做的是**髖外展運動**。

▶髖外展：側向踏步
目的：鍛鍊臀中肌
阻力來源：拉力訓練機或彈力帶

髖外展可以側躺或站著進行。想正確做好這個運動，千萬不要把腿往外跨太遠。你可能誤以為動作範圍愈大愈好，但這個運動如果動作範圍太大，表示產生動力的肌肉不再是臀中肌，而是下背部的肌肉。臀中肌只能把腿往外移到腳踝外側和髖關節外緣對齊的地方，如果再向外移動，用到的就是下背部的肌肉了。做這個運動時，可以側躺著，下側腿的膝蓋彎曲，上側腿伸直，和軀幹呈一直線。如果腿比軀幹前面，用到的就不是臀中肌，而是其他肌肉。動作開始時，把上側腿抬離支撐腿，直到上側腿抬至與地面平行。試著把腿稍微向內轉，由腳跟帶著整隻腳移動，這樣可以使臀中肌保持在最適合抬腿的姿勢。腿抬到與地面平行之後，再放回支撐腿上。

如果站著做這個運動，動作開始時兩腳併攏，阻力置於腳踝。鍛鍊側的腳微微向內轉，由腳跟來帶動整隻腳往側邊移動。朝側邊踏出去，直到腳踝外側來到臀部外側的正下方。把這腳踩到地上時，把重量負擔完全從另一隻腳移到這隻腳。接下來，把這隻腳收回另一隻腳旁，回到起始位置。把鍛鍊側的腳跨向側邊的時候，務必要用支撐側的腳來推動。要專心把鍛鍊側的腿向外推。你可能很沒力，覺得需要用手臂支撐才能正確地完成這個運動。可以在面前放一把椅子，椅背朝向你，用雙手扶著椅背。重點是別過度依賴椅子支撐。

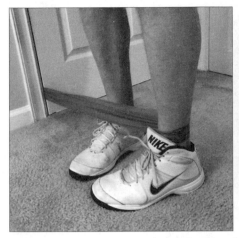

圖2-34a.髖外展的起始點

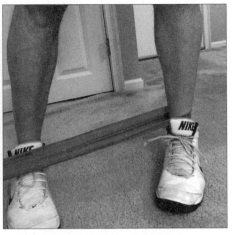

圖2-34b.髖外展的終點

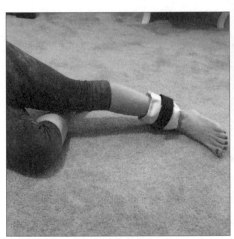

圖2-34c.髖外展的起始點

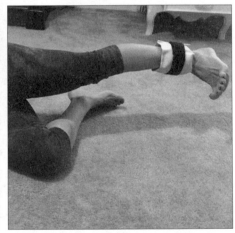

圖2-34d.髖外展的終點

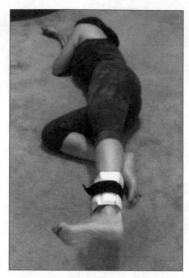

圖2-34e.髖外展側視圖

　　現在我們來談談穿襪子、穿鞋子的動作。許多人穿鞋襪穿得很辛苦，無法把一腳的腳踝架在另一腳的膝蓋上來穿鞋襪。這些人經常被告知，他們的髖部有關節炎，而這是無法解決的狀況，所以他們開始用輔具來穿鞋襪，或只能辛苦搏鬥。我知道有些人因而不再買要綁鞋帶的鞋子，只穿懶人鞋了。這樣的決定看似稀鬆平常，但我們何必非得如此？其實這些事沒那麼困難，我們何必放棄希望呢？

　　坐著無法把一側腳踝架在另一側膝蓋上的人，抬起那腿的大腿外側通常很緊繃。抬起腳時，膝蓋無法彎向一旁，只能跟著腳一起繼續往上抬。最終，腳不能再抬得更高了，所以放不到另一側的膝蓋上。膝蓋倒向側邊有障礙，是因為髂脛束緊繃。髂脛束

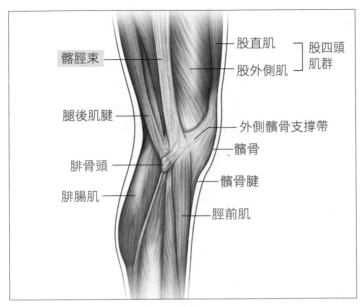

股直肌
股外側肌
}股四頭肌群

髂脛束

腿後肌腱

腓骨頭

腓腸肌

外側髕骨支撐帶

髕骨

髕骨腱

脛前肌

圖2-35.髂脛束（大腿外側）

是厚厚的筋膜束，從髖部延著大腿外側連接到膝蓋。

　　髂脛束縮短時，髖關節處會無法旋轉，但髖關節一定要轉動，你才能把膝蓋倒向一旁，讓腳架到另一側膝蓋上。臀中肌（單腳站立時負責支撐的肌肉）拉傷時，髂脛束也會拉傷、縮短。臀中肌就在髖關節上方，和髂脛束與髂脛束上面的小肌肉「闊筋膜張肌」協同作用。如果臀中肌拉傷了，髂脛束和闊筋膜張肌就會過勞、拉傷而縮短。髂脛束一旦縮短，膝蓋就很難倒向旁邊，因此難以把腳跨到另一側的膝蓋上。

　　想解決這個問題，就要伸展髂脛束，並且鍛鍊臀中肌和股四頭肌群，預防髂脛束和闊筋膜張肌拉傷、縮短。要做的運動包括**髂脛束伸展、髖外展和膝伸直**。

▶髂脛束伸展

見244頁的說明。

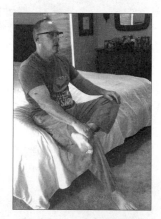

圖2-36.髂脛束伸展

▶髖外展：側向踏步

見229頁的說明。

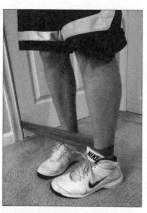 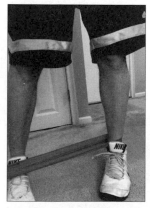

圖2-37a.髖外展運動
的起始點

圖2.37b.髖外展運動
的終點

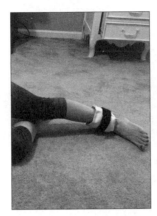
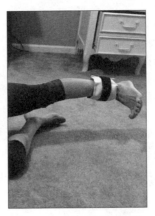

圖2-37c.髖外展運動
的起始點

圖2-37d.髖外展運動
的終點

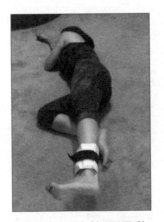

圖2-37e.髖外展運動
的側視圖

▶膝伸直：坐姿踢腿

目的：鍛鍊股四頭肌群
阻力來源：機器或彈力帶

以坐姿進行，把阻力固定在腳踝前側。身體務必有椅子靠背支撐，另一腳腳掌踩在地上。開始時膝蓋彎曲九十度；然後伸直膝蓋，直到膝蓋幾乎鎖死。然後讓腿回到起始位置。鍛鍊側的大腿務必貼緊座位，不要和小腿一起抬高。如果阻力來源是彈力帶或拉力繩，可以把繩帶壓在鍛鍊側那條腿旁的椅子前腳下。彈力帶或拉力繩的圈圈要收小一點，這樣在做動作時才會立刻感受到阻力。

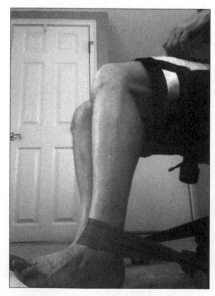 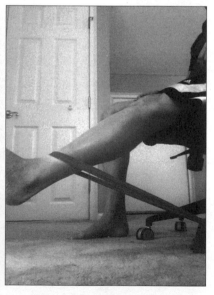

圖2-38a.膝伸直的起始點　　　圖2-38b.膝伸直的終點

如果旋轉肌拉傷、縮短，那麼穿腰帶或穿胸罩可能很麻煩。這兩種動作的關鍵是要能把手伸到背後扣上胸罩，或是把腰帶穿過褲子後面的褲耳。旋轉肌很特別，它的工作是負責讓上臂骨在三百六十度轉動時維持在肩關節裡，所以旋轉肌既要柔軟度夠好，才能擁有那麼大的活動範圍，但又要夠強壯，才能提供支持，因此旋轉肌很容易拉傷。旋轉肌拉傷到一個程度，就會縮短，這時手就更難伸到背後。

要解決這個問題，首先要做**肩膀內轉**來伸展旋轉肌。等到患側的手和正常側的手一樣容易伸到背後，就可以改做**外轉運動**來鍛鍊旋轉肌，預防旋轉肌拉傷、再度縮短。肩膀的功能是肌群合作的結果，因此要做**後三角肌運動、用拉桿訓練高拉背肌、下斜方肌運動和三頭肌拉伸**等運動，來鍛鍊後三角肌、菱形肌和中斜方肌、下斜方肌，以及三頭肌。此外，也要繼續伸展並且鍛鍊旋轉肌。

▶後三角肌運動：猿臂

見222頁的說明。

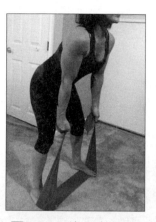 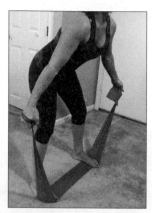

圖2-39a.後三角肌運
動的起始點

圖2-39b.後三角肌運
動的終點

▶用拉桿訓練高拉背肌：從支架往下拉

見220頁的說明。

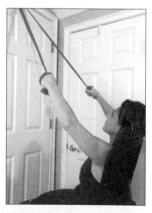 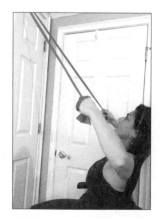

圖2-40a.高拉背肌的
起始點

圖2-40b.高拉背肌的
終點

▶下斜方肌運動：漆牆壁

見221頁的説明。

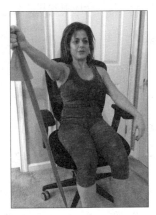 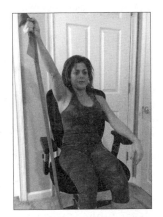

圖2-41a.下斜方肌運動的起始點

圖2-41b.下斜方肌運動的終點

前一天事先做好計畫

在準備開始新的一天時，你會思考一下自己要做些什麼事、去哪些地方，為即將發生的事情做好準備。如果要開很久的車，你可以前一天先加好油，以免赴約途中趕去加油讓你的頸子和下背更緊張，導致肌肉緊繃、拉傷。找個安靜的地方，把車停下來放鬆一下，走動走動，或是做點健身操。如果你一天之中要大量移動，不如挑一雙比較舒適的鞋子穿（例如運動鞋），帶一雙鞋等你到達定點再替換。可以的話，看你有沒有辦法安排去健身房半小時到一小時，做些運動（一週兩、三次就好）。這樣你不只得到寶貴的運動時間，也是暫時脫離工作，讓你的頭腦暫時拋下其他責任的好辦法。

如果你工作時必須背負很多東西，儘量讓雙臂平均分攤重量，或是用後背包裝東西。使用手提包或側背包，會讓身體的一側承受比較多重量，可能導致承擔過大重量的肌肉拉傷。如果你的工作必須坐好幾個小時，儘量製造讓自己可以多走動走動的機會。也許把車子停到距離目的地比較遠的地方，走一段路過去，或者偶爾別搭電梯，用爬樓梯的。

不使用的肌肉就會沒力氣。你必須在生活中啟動肌肉，才能維持肌力。多走幾步路雖然無法增加肌肉或強化肌肉（這要靠肌力訓練，我建議大家每週做兩到三次），但即使有肌力訓練，如果肌肉整天沒動，就容易變無力，當你需要肌肉來進行活動或任務的時候，肌肉就容易拉傷。

出門上路

　　但願我前面列出的步驟能讓你開始新的一天時症狀變少、更有朝氣。如果一早就疼痛，疼痛會跟著你一整天，讓你感覺一天過得比較漫長、辛苦。設法處理一早起來會遇到的問題，就能神清氣爽、靈活又精力充沛地投入新的一天。我治療過的許多人都說，他們一天過完會感覺很疲憊。別忘了，如果你的肌肉不強壯又不平衡，產生力量的效率就不會好，所以從事各種活動或任務都會格外辛苦。肌肉無法發揮最佳表現，於是要耗費更多體力，這可能是你下午或傍晚就累了的原因。如果你感到疼痛，覺得自己一天撐得很辛苦，最好試著解決肌肉層面的疼痛起因──改善之後，你可能會發現自己省下不少體力可用。

第3章

上班時段

你的工作必須久坐嗎？

電腦問市以來，愈來愈多人的工作需要坐上大半天。久坐不利於維持肌力和肌肉間的平衡。肌肉用得少，最後也可能導致疼痛。肌肉缺乏使用會有怎樣的後果，在其他情況下也觀察得到，例如太空人長期住在沒有重力的太空站，他們不需要支撐體重或使用肌肉，因此難免失去肌肉量，肌肉萎縮。另一個例子是長期臥床的情況，由於腿部肌肉很少使用，因此肌肉萎縮，導致負重活動有困難。

行走或做負重活動雖然無法解決疼痛的成因，但如果肌肉整天下來都沒啟動，在做這些活動時確實更可能拉傷。

雖然坐著需要花的力氣不多，本質上是靜態的，但其實仍必須視為一種**活動**。我把所有會改變肌肉長度的動作，都視為活動。

站立或仰躺的時候，大腿和軀幹呈一直線，也就是大腿和軀幹的夾角是一百八十度。坐著的時候，這個角度大幅改變成九十度，使得髖屈肌群劇烈縮短。大部分人的髖屈肌群和它的拮抗肌群「臀大肌」之間，都有不明顯的肌肉失衡。只要臀大肌的拉力

足夠，髖屈肌群就不會大幅縮短，稍稍縮短的髖屈肌群不會產生強大的張力，所以不會產生下背痛。

站立或躺下時，下背正常的姿勢是微微凹陷。試圖坐著時，下背應該能轉換成微微拱起。如果腰部的柔軟度能使髖屈肌群和下背肌肉伸展時都不會疼痛，髖屈肌群就能維持適當長度。然而，如果髖屈肌群明顯比臀大肌強壯，髖屈肌群就會縮短，過度拉扯肌群附著的腰椎。這股力量會將下背部拉向腹部。於是站立時，就會出現下背過度凹陷的情形。有這種狀況的人如果試圖坐著，腰椎會無法從微微凹陷變成微微拱起。過度縮短的髖屈肌群，張力會不斷累積，最後，腰椎區域就會開始痛起來，患者會覺得沒辦法再坐著，或是必須不斷調整姿勢。

坐著雖然痛苦，但真正困難的恐怕是試圖站起來的時候。起立的動作需要軀幹和大腿的角度瞬間從九十度變成一百八十度。如果髖屈肌群縮短了，就無法那麼快伸長變回原來的長度。腰椎上髖屈肌群附著的位置，這時會受到過度的拉扯，引發劇痛。患者可能覺得需要用手撐著大腿，來支撐軀幹的重量。接著患者會覺得他們需要把撐在大腿的手往上挪，才能把軀幹推到直立的狀態。推到一個程度，張力會逐漸消失，於是就能站直了。不過有些人這麼做反而會使髖屈肌群痙攣，腰椎痛到難以忍受，不得不坐回去。

這種窘境的解決辦法是伸展髖屈肌群，並且鍛鍊臀大肌和腿後肌群，來維持髖屈肌群的長度。要做的運動是**髖屈肌群伸展、髖後伸、腿後彎舉**和**直腿硬舉**。

▶髖屈肌群伸展

見243頁的說明。

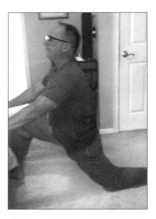

圖3-1.髖屈肌群伸展

▶髖後伸：向後蹬

見231頁的說明。

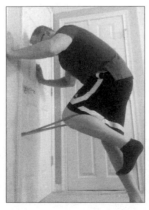 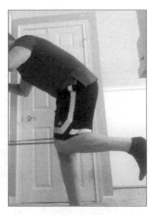

圖3-2a.髖後伸起始點　　圖3-2b.髖後伸的終點

▶腿後彎舉：反踢腿
見228頁的説明。

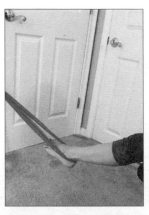
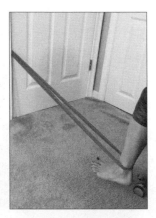

圖3-3a.腿後彎舉的
起始點

圖3-3b.腿後彎舉的
終點

▶直腿硬舉：雙手沿大腿向下移動
見239頁的説明。

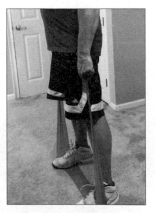
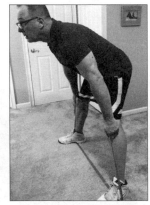

圖3-4a.直腿硬舉的
起始點

圖3-4b.直腿硬舉的
終點

　　這些運動會讓你的脊椎能從站姿微微凹陷的狀態，轉換到坐姿微微拱起的狀態，而且下背部不會產生張力。下背不再持續地緊繃、疼痛，於是，坐著不再是難以忍受的活動，你有辦法集中精神做事了。

　　這個問題太普遍，而且一般人不曉得為什麼坐著會導致那麼強烈的下背痛，所以出現了一種小型產業：升降桌。升降桌在社會上引發一股熱潮，因為大家認為只要不用坐，就能避免下背痛。當然了，也有人鼓吹坐在瑜伽球上，認為這樣能讓人多用腹肌，因此能支撐下背部。

　　我們先來看看升降桌。雖然不再坐著，可以避免軀幹和大腿之間的角度改變，但站立這種活動仍然會用到一些肌群。因此必須把站立需要的肌肉都獨立出來鍛鍊，否則的話，你終究會用不良姿勢來站立，讓其他肌肉受傷，導致其他部位疼痛。

　　至於坐在瑜伽球上，別忘了，球顯然是不穩定的表面。因此，你原本有結實的椅子來提供支撐，這時卻必須用到負責穩定的肌肉來支撐。所以坐瑜伽球時，負責支撐的肌肉會消耗力氣。例如，臀中肌必須啟動，而腹部和下背部的肌肉也要啟動，股四頭肌群和腿後肌群也必須透過腳部來產生力量，幫忙支撐身體。所以說，不穩定的瑜伽球有個問題——你單純坐著消耗的力氣會大幅增加，於是，你體力消耗得更快了，一天下來更疲倦。如果用瑜伽球的論點是，這是在一天之中做點什麼運動來幫助啟動坐著時不活躍的肌肉，那你要知道，這樣完全不會減少背痛發作的

機會，甚至很可能會增加背痛的機會。

　　如果目標是在一天之中做點運動，解決靜態工作活動量不足的問題，那我比較推薦在辦公桌旁或休息室用彈力帶做針對性的肌力訓練，再結合走路或爬樓梯。亞斯診療法的針對性運動是靠著前後移動、側向移動，或水平移動這類在單一平面上進行的動作，來獨立訓練個別的肌肉，因此，這些運動做起來很簡單。

　　這些運動大部分都是坐姿進行，而站著做的運動，大多是單腳著地，搭配雙手支撐。阻力可以利用彈力帶固定在書桌、椅子或門口來產生，所以不需要其他器材。這樣的運動能獨立出所有肌肉，讓你鍛鍊出強壯、均衡的肌肉。好好鍛鍊骨骼和肌肉，就能改善功能，減少傷害，預防疼痛發生。

你工作的活動量高嗎？

　　肌肉無力或失衡造成的疼痛，無法靠著活動來解決，但肌肉鍛鍊起來之後，活動確實有助於維持肌力。所以一天之中多活動，才能維持肌力和肌肉間的平衡。

　　工作日大多坐著的人，肌肉很可能因為用得少而變得無力。這在週間沒什麼影響，因為工作的力量需求小於肌肉所能使出的力量。但如果週末打算做園藝、打掃家裡或是去運動呢？肌肉已經因為缺乏使用而變弱，而這些活動的力量需求突然遠大於肌肉所能使出的力量。這就是這些肌肉拉傷、引發疼痛的標準狀況。

　　所以我真心建議，如果你的工作需要幾乎整天都坐著，就要

每星期至少做三到五次半小時的單一肌肉強化訓練，再做些走路
或爬樓梯之類的運動。

　　對於職業不大需要體力活動的人，這樣很合理，但是工作的
體力勞動量很大的人呢？為什麼他們也一樣容易拉傷、做某些活
動時會有困難呢？很多人覺得做體力勞動的工作就能保持肌肉強
壯、平衡，我在治療頸部、背部或四肢疼痛的人時，當我說疼痛
是肌肉造成的，他們時常大惑不解，很多人跟我說：「可是我整
天都在從事體力勞動。這樣不是會維持我的肌力嗎？我整天做的
事讓肌肉這麼認真工作，肌肉怎麼可能拉傷？」

　　雖然本來就已經十分有力且平衡的肌肉，可以透過每日的體
能活動來維持肌力，但要想擁有無痛的生活，活動所需的**所有肌
肉都必須強壯而平衡**。如果不夠強壯均衡，其中一個或多個肌肉
就會拉傷，或導致關節面移位而使關節疼痛。因此，你必須做單
一肌肉漸進式阻力運動，獨立出個別肌肉加以鍛鍊，讓所有肌肉
都保持強壯。

　　此外，從事體力勞動的人時常必須在姿勢彆扭的狀況下，用
強壯的肌肉使力。以技師來說，可能必須彎到汽車下，或扭轉身
子搆到摩托車的某個零件，也可能需要單腳站著伸手出去，用力
旋緊或拉上某零件。如果雙腳站得穩穩的來做這些動作，肌肉或
許不會拉傷；但如果用不穩定的姿勢來做這些動作，力氣就會送
向負責平衡穩定的肌肉，而不是執行眼前動作的肌肉。彆扭而不
穩定的姿勢也會使人更難用槓桿原理施力。這些因素加在一起，

都會改變執行動作肌肉的力量承受度，可能因而導致拉傷。

假設你需要從地上抬起一個東西，放到桌上。最有效率的技巧是雙腳踩在物品兩旁站著，從你前方抬起東西；兩腿同樣使力向上推，讓兩腿各支撐百分之五十抬起東西的負擔。

現在我們來想想看，現實生活會是什麼狀況。電話響了，你還有一堆其他的事要做，你正想著下班之後得做什麼，所以不大專心地抬起東西，沒把重量平均分配在兩腿，而是用身體的一側抬起。於是一腿必須抬起百分之八十到九十的負擔，另一腿主要是協助維持平衡。結果你拉傷了背，或膝蓋，或髖部肌肉，但毫無自覺。過勞的腿隱隱作痛，但你的生活太忙碌，恐怕要等隔天早上痛到難以下床了才發覺。如果你把所有肌肉訓練得強壯而平衡，腿和軀幹的肌肉應該能吸收抬起東西的額外力量，就不會拉傷了。

不管我們喜歡不喜歡，生活的步調飛快是不爭的事實。有時難免會來不及確保所有動作的力學都正確，有些工作就是需要用彆扭辛苦的方式施力。唯一的辦法是鍛鍊出強壯平衡的肌肉，讓你能應付日常生活中遇到的各種狀況，防止無力或不常用的肌肉拉傷。

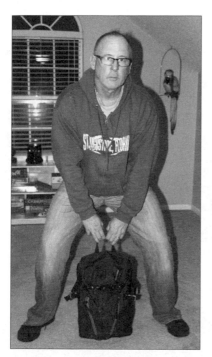 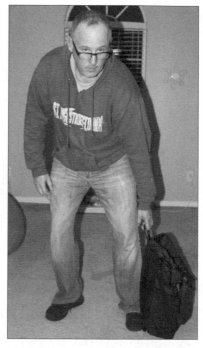

圖3-5a.用雙腿抬起物品　　　　圖3-5b.用單腿抬起物品

背負物品

　　許多人是單肩揹背包，有時是單手拿（例如手拿包或公事包），這時的負擔只由身體的單側支撐。但你有雙手雙腳是有原因的，這是為了分擔重量，讓一側支撐百分之五十，另一側也支撐百分之五十。用身體的一側背負側背包，其實會在無意間造成一個把你拉向那一側的負擔，使得身體另一側的肌肉收縮使力時變得沒有效率，可能因而在某些想不到的部位引發疼痛。比方

說，用左肩背手提包，可能使你右頸或下背痛。後背包或類似背包的設計是為了方便分擔重量，可以減輕這類失衡造成的拉傷。

臀部和膝蓋的肌肉也能感覺到失衡拉傷的影響。左肩背負沉重的負擔，會使你為了抵消過多的負擔而彎向右邊。所以你會把比較多的重量放在右腿，於是右臀和右膝的肌肉會比左臀、左膝的肌肉更辛苦。於是你右臀或右膝區域會因為肌肉拉傷而疼痛，而你卻可能一頭霧水。這種情況，疼痛的起因是使力改變。眼睛看不到力量，所以很多人從來沒想過那是疼痛的起因。

既然這下子你知道為什麼會產生疼痛，就能採取很簡單的步驟來預防頸部、背部、臀部和膝蓋區域疼痛，不用尋求不必要的醫療了。真要說我有什麼可教你的，就是證據再三證實，大部分的疼痛起於肌肉拉傷和相關的代價。大多是肌肉無力、失衡，或動作方式造成的使力改變，造成某些肌肉需要使出更大的力量，但這些肌肉原本不該承受那些負擔。朋友啊，解答很簡單，那就是，為我們日常生活會突然面臨的力量做好控制和準備。

除了注意我們是怎麼背負東西之外，最能預防拉傷的方法是，鍛鍊背負會用到的所有肌肉。我對這方面的建議也可能和一般建議不一樣。常見的說法是，要平均鍛鍊前側和後側、從上到下的所有肌肉。在著手進行之前，請你先想想，你做的事情幾乎都是在身體前方進行，因此會導致自然的肌肉失衡：胸部、前肩、上臂前側的肌肉通常比肩胛骨之間、後肩和上臂後側的肌肉更強壯。因此肩膀會被拉向前，頭也垂向前。鍛鍊所有肌肉（包

括胸肌和二頭肌）其實會維持這種失衡狀態，讓不良姿勢雪上加霜，使得頸部和上背拉傷、疼痛。

　　因此，我強烈建議開始肌力訓練計畫時，只鍛鍊上背、後肩和上臂後側的肌肉，這樣你才能擁有健康的姿勢，並且讓所有參與支撐雙臂，和拿著、背負物品的肌肉都變強壯。要鍛鍊的肌肉有後三角肌、菱形肌、中斜方肌、下斜方肌、旋轉肌和三頭肌。對應的運動是**後三角肌運動、用拉桿訓練高拉背肌、下斜方肌運動、外轉運動和三頭肌拉伸**。鍛鍊前臂的伸肌（前臂末端的肌肉）有助於避免前臂屈肌（協助抓握和拿東西的肌肉）過度縮短、拉傷而導致手肘內部疼痛，甚至腕隧道症候群（這是真正的原因）。

▶後三角肌運動：猿臂

見222頁的説明。

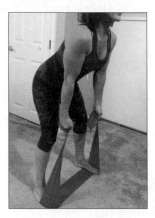 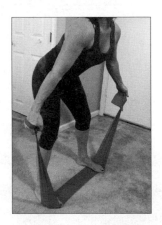

圖3-6a.後三角肌運動   圖3-6b.後三角肌運動
的起始點   的終點

▶用拉桿訓練高拉背肌：從支架往下拉

見220頁的説明。

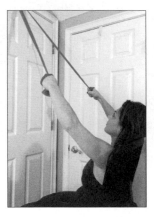 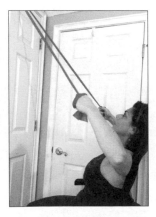

圖3-7a.高拉背肌的起   圖3-7b.高拉背肌的終
始點   點

▶下斜方肌：漆牆壁

見221頁的說明。

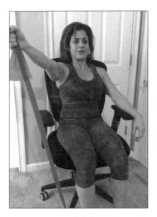 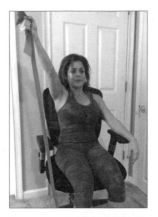

圖3-8a.下斜方肌運動　圖3-8b.下斜方肌運動
的起始點　　　　　　的終點

▶外轉運動：反向揮鎚

見218頁的說明。

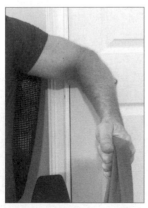 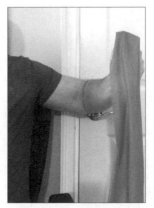

圖3-9a.外轉的起始點　圖3-9b.外轉的終點

▶三頭肌拉伸：拋釣竿

見224頁的説明。

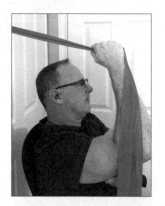

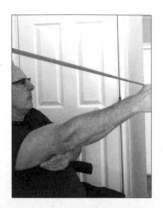

圖3-10a.三頭肌拉伸
的起始點

圖3-10b.三頭肌拉伸
的終點

▶手腕背屈：手向後抬

目的：鍛鍊前臂伸肌
阻力來源：啞鈴或彈力帶

把前臂架在腿上，手腕垂在膝蓋前，掌心朝下。另一手放在鍛鍊
側的前臂上，穩定前臂，預防前臂在運動中抬起。開始時，掌心
朝下。把手腕向上彎，儘可能抬起手掌。然後回到起始位置。

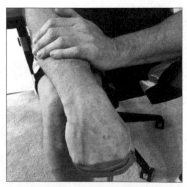

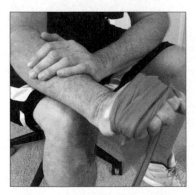

圖3-11a.手腕背屈的起始點

圖3-11b.手腕背屈的終點

抬起物品

　　「抬起東西時，要用腿的力量」是一般人很熟悉的建議，但這說法不完全正確。雖然確實要用腿的力量，但下背應該微微凹陷，下背沒保持微凹，正是大家抬起東西就背痛的主要原因。許多人聽說基本原則是背不要凹，這建議通常看似有道理，因為下背過度凹陷，是髖屈肌群和大腿前側肌肉比臀大肌和腿後肌群短且有力的跡象，可能導致拉傷和疼痛。正常時，人的下背是微微凹陷，不過，抬起物品時凹陷會變得比較明顯，這是因為要透過腰椎傳遞力量。

　　以脊椎的解剖學來看，每一塊脊椎骨的後側頂端都有一小個隆起，突出在小小的凹洞上方。下背凹陷時，下一塊脊椎骨的隆起會對到上一塊脊椎骨的凹洞，於是脊椎骨和脊椎骨之間卡死，這稱為「關節卡住」（facet lock）。這對力量傳過脊椎很重要，因為這時腰椎不再是五塊獨立的脊椎骨，而是一段連貫的整體，於是力量可以很有效地傳過脊椎，保護脊椎的結構，更重要的是承受大部分的負擔，以免下背肌肉被迫過勞。圓背抬起物品會妨礙關節卡住，於是脊椎承受的負擔很少，大部分的力量由下背的肌肉吸收掉了，但下背的肌肉原本不該承受這些負擔，它們該做的，只是負責將重量從軀幹傳遞到雙腿。這就是為什麼沒用正確技巧抬東西，會造成下背拉傷的原因。

　　現在你知道抬起物品時背部要凹陷，才能預防拉傷和疼痛了，我們就來談談要怎麼運用你的雙腿吧。抬起物品主要是用深

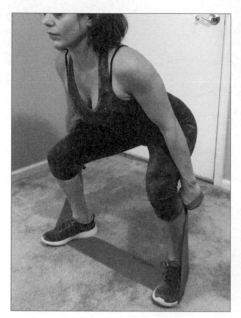 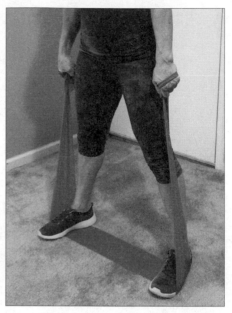

圖3-12a.深蹲的起始點　　　　　圖3-12b.深蹲的終點

蹲的動作。

　　用這個動作，你就是靠股四頭肌群（大腿前側肌肉）的力量在抬起東西。股四頭肌群是全身最大的肌群，所以最適合用來抬起東西。但這裡還有個大陷阱──大多數的人覺得深蹲和深度屈膝是同一件事，其實不然。深度屈膝是蹲下時肩膀、臀部和腳踝呈一直線。深蹲則需要肩膀、**膝蓋**和腳踝呈一直線。

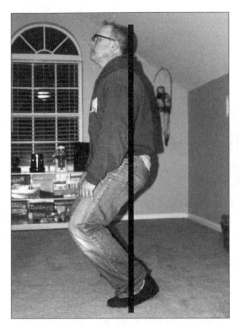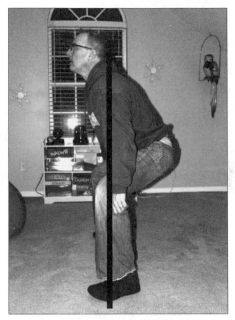

圖3-13.深度屈膝　　　　　　　圖3-14.正確的深蹲

　　由於深蹲時膝蓋維持在腳踝上方，因此小腿骨幾乎保持垂直。股四頭肌其實連接著膝蓋骨，而膝蓋骨藉著一條肌腱和小腿骨相連，所以股四頭肌是推開小腿骨，產生力量，把你抬起。小腿骨完全直立的時候，股四頭肌最能產生力量，所以深蹲是抬起物品最有利的方式。深蹲時，儘可能把你要抬起的物品拿靠近自己，背微微凹陷，就能最有效率地抬起你能力範圍內最重的物品，而且拉傷、疼痛的風險最低。

　　還有一個重點：由於股四頭肌群是用深蹲動作抬起東西的主要肌肉，大家很容易覺得需要強化股四頭肌群。慢著！記得嗎，

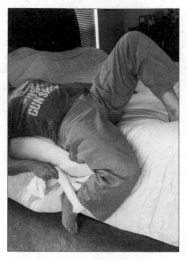

圖3-15.股四頭肌伸展

我說過人體肌肉容易有某些失衡的情形，而這是人體失衡最嚴重的肌肉。一般人的股四頭肌群都比腿後肌群強壯多了，所以股四頭肌群會有縮短的傾向。如果在股四頭肌群縮短的情況下繼續鍛鍊，股四頭肌群會縮得更短，導致拉傷，引發背部、大腿或膝蓋疼痛。要測試是不是這種情況，可以做做看**股四頭肌伸展**。（見247頁的說明。）

　　如果你能把腳跟拉到臀部的位置，那麼，你就可以用**膝伸直**、**弓步蹲**或**深蹲**來鍛鍊股四頭肌群，這些運動一定會讓你更輕鬆地抬起物體。（見233頁的說明。）

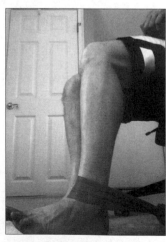

圖3-16a.膝伸直的起始點

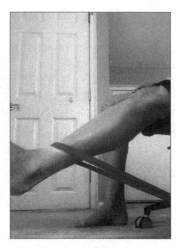

圖3-16b.膝伸直的終點

▶弓步蹲：單膝跪下
目的：鍛鍊股四頭肌群
阻力來源：啞鈴或彈力帶

弓步蹲需要有點平衡感才能完成，所以只要覺得有點不穩，拜託別做弓步蹲。你可能希望在做這個運動時，不要有任何額外的負重，這樣你才有手扶東西；不過其實，雙手加上阻力可以改善平衡，因為身體兩側的重量有助於穩定身體。首先，雙腳站得比肩膀寬一點。然後一腳踩向前，一腳踩向後，兩腳的寬度不要變。前腿的整隻腳要踩實在地上，後腿只有腳球踩在地上。接下來，把後膝朝下移動，這時前膝會彎曲，但不要超過前腳尖。往下蹲，直到前腿的大腿與地面平行。然後回到起始位置。動作過程中，軀幹保持直立。後腿應該感覺只負責平衡。向下蹲、站起來的能力應該感覺來自前腳──感覺很像主要由前腳的腳跟在推動。

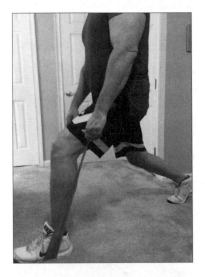

圖3-17a.單膝跪下的起始點

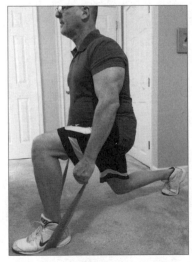

圖3-17b.單膝跪下的終點

▶深蹲：坐下／站起來
目的：主要鍛鍊股四頭肌群
阻力來源：啞鈴或彈力帶

深蹲主要用到的肌肉是股四頭肌群（大腿前側肌肉），而不是腿後肌群或臀部的肌肉。做深蹲時，首先雙腳外八，站得比肩膀寬一點。膝蓋不要鎖死，臀部微微向後推。雙手在身體兩側，握住阻力。深蹲要想做得正確，重點是想像自己向下坐到椅子上。

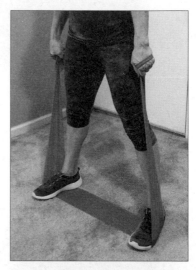

圖3-18a.深蹲的起始點

肩膀向前移時，臀部應該向後推，膝蓋要儘可能維持在腳踝上方。別忘了，深度屈膝是向下蹲時膝蓋向前移動，但臀部維持在腳踝上方。做深蹲時，則是膝蓋維持在腳踝上方，臀部後退，而肩膀向前移動。目標是向下坐，直到大腿與地面平行，然後回到起始位置。有些人可能覺得很難平衡。這樣的話，就別蹲太低。等你愈來愈有信心、有力氣，就

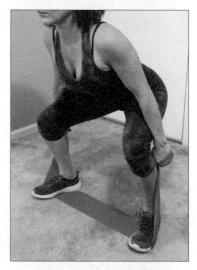

圖3-18b.深蹲的終點

能加深動作，直到大腿和地面平行。可以在後面放一張椅子，這樣不只有助於想像坐到椅子上，如果真的失去平衡，椅子也能接住你。

　　如果你沒辦法把腳踝拉到臀部，表示你的股四頭肌群太強壯，你必須鍛鍊腿後肌群來幫你將股四頭肌群伸展到最適長度。首先做**股四頭肌伸展**、**腿後彎舉**、**髖後伸**和**直腿硬舉**。等到腳跟可以拉到臀部之後，再加上鍛鍊股四頭肌的運動。（見247、228、231和239頁的說明。）

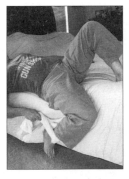
圖3-19.股四頭肌伸展

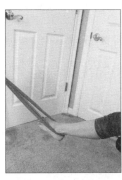
圖3-20a.腿後彎舉的起始點

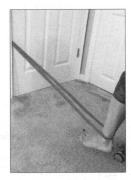
圖3-20b.腿後彎舉的終點

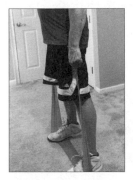
圖3-21a.直腿硬舉的起始點

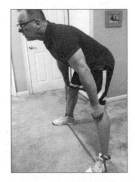
圖3-21b.直腿硬舉的終點

　　我們來談談如何把腰部高度的東西舉到肩膀或更高處。首先，我建議讓物品置於兩腿中間，再抬起來。這樣最可能用到身體兩側的所有肌肉，而且能平均分攤抬起物品時必須產生的力量。接下來，想想你的軀幹怎麼擺最好。如果你抬起的東西在你前方，重量很可能讓你向前傾。別就這麼讓上背和手臂的肌肉吸收這個力量，試著用脊椎承受一部分的負擔。站的時候，用臀大肌和腿後肌群啟動臀部，身體微微向後傾。向後傾之後，力量就會從臀部前側移動到臀部上方，這麼一來，就比較容易支撐負擔。唯一要產生的力量是向後傾的力量，而且會由原本就該負責達成這個目標的肌肉來達成。如果要抬到高過肩膀，這個後傾的姿勢有助於將負擔維持在臀部上方，不讓任何負擔落到身體前方，以免必須由原本不該承擔這種負擔的肌肉來支撐。如果你要把一個物品放在腰際高度或更高的架子上，要先儘可能靠近架子。你和架子之間只要有距離，就會拉開物品和你腿部之間的距離，把物品放到架上時需要支撐的負擔也會因此增加。會產生多少力、有多少力需要支撐，不只取決於物品本身的重量——影響因素也包括身體和需要支持的物品之間的距離。

　　在把東西從腰際高度抬到肩膀高度，甚至更高的時候，負責向後傾（髖後伸）的肌肉（腿後肌群和臀大肌）是關鍵。這些肌肉可以靠著**腿後彎舉**、**髖後伸**和**直腿硬舉**來鍛鍊。（見228、231和239頁的說明。）

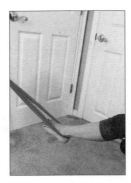
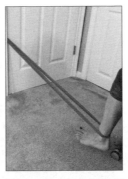

圖3-22a.腿後彎舉的起始點　　圖3-22b.腿後彎舉的終點

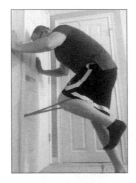
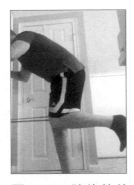
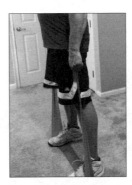
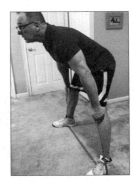

圖3-23a.髖後伸的起始點　　圖3-23b.髖後伸的終點　　圖3-24a.直腿硬舉的起始點　　圖3-24b.直腿硬舉的終點

　　對上半身而言，鍛鍊上背部、後肩肌肉和三頭肌是關鍵。要強化這些肌肉，可以試試用拉桿訓練高拉背肌、下斜方肌運動、後三角肌運動、外轉運動和三頭肌拉伸。（見220、221、222、218和224頁的說明。）

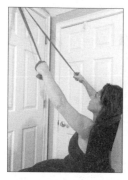

圖3-25a.高拉背肌
的起始點

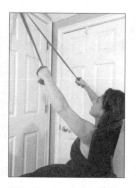

圖3-25b.高拉背肌
的終點

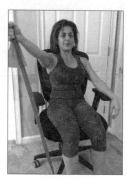

圖3-26a.下斜方肌
運動的起始點

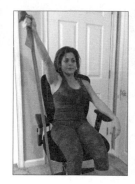

圖3-26b.下斜方肌
運動的終點

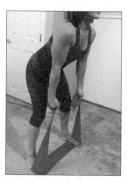

圖3-27a.後三角肌
運動的起始點

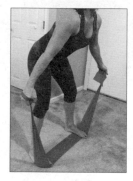

圖3-27b.後三角肌
運動的終點

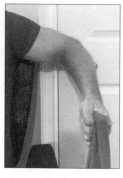

圖3-28a.外轉的起
始點

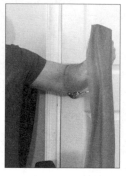

圖3-28b.外轉的終
點

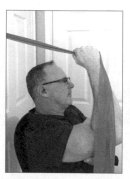

圖3-29a.三頭肌拉
伸的起始點

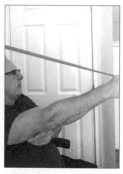

圖3-29b.三頭肌拉
伸的終點

講電話時

　　說到長時間講電話，多虧科技進步，現在不那麼需要那個會害人脖子痛和頭痛的裝置了。從前的人很容易為了把話筒固定在耳邊，而用肩膀夾住話筒，這樣會使上背和頸部的肌肉過度辛苦地支撐話筒，導致拉傷和疼痛。現在有耳機可以接到電話系統或電腦上，不需要用手拿話筒了。如果你已經改用這類系統，非常好。如果還沒，我非常推薦去找這種裝置。如果工作會用到手機，藍芽耳機也能讓你不需要再用手把手機拿在耳邊，否則就必須長時間支撐手臂的重量，進而導致拉傷和疼痛。工作時想要有最佳生產力，又要最不容易拉傷、引發疼痛，第一道防線就是鍛鍊、平衡你的肌肉系統。此外，力學變化能改變肌肉必須吸收的力，因此在發揮身體最大效率的對策中，這應該是一大重點。

使用電腦時

　　雖然我們通常覺得某些工作（例如要負擔重物，或必須用彆扭姿勢做事的工作）很辛勞，不過其他看似和緩的工作其實也很辛苦。祕書、律師助理、程式設計師或其他大量使用電腦和打字的工作，都應該視為繁重的活動。或許不是全身都這麼辛苦，但上半身確實辛苦，因為為了打字，你每天必須支撐手臂長達八到十小時。你的手臂頗為沉重，這重量會一路傳過肩膀和肩胛複合體，來到你的胸廓和主要骨架。做這類工作的人往往最後會往前

傾，頭往前彎、往下垂，使得頸部和上背肌肉拉傷，還會引發偏頭痛。

　　有些人的工作看似簡單，但一天卻要做上好幾個小時，我鼓勵這樣的人把自己視為運動員。運動員需要為他們參與的項目做訓練、鍛鍊自己，同樣的，你也必須為了你即將進行的活動而鍛鍊自己。如果你工作內容主要是打字，就應該鍛鍊所有上背部的肌肉，和把肩胛骨固定在胸廓的肌肉。鍛鍊肩後肌肉、旋轉肌、肩胛骨之間和手臂後側的肌肉，能支撐手臂，改善姿勢，讓你把頭挺直在肩膀上方。鍛鍊這些肌肉的運動包括**後三角肌運動、用拉桿訓練高拉背肌**（菱形肌／中斜方肌）、**下斜方肌運動、外轉運動**（旋轉肌）以及**三頭肌拉伸**（三頭肌）。（見222、220、221和224頁的說明。）

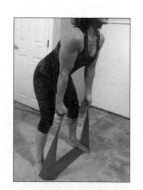 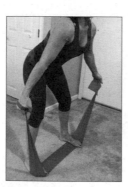 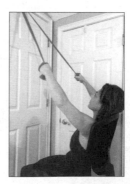 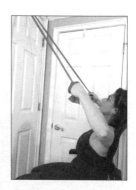

圖3-30a.後三角肌運動的起始點　　圖3-30b.後三角肌運動的終點　　圖3-31a.高拉背肌的起始點　　圖3-31b.高拉背肌的終點

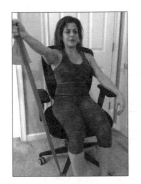
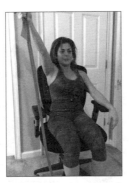
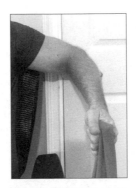
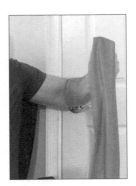

圖3-32a.下斜方肌
運動的起始點

圖3.32b.下斜方肌
運動的終點

圖3-33a.外轉的起
始點

圖3-33b.外轉的終
點

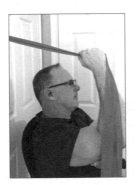
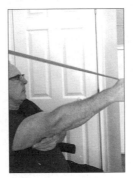

圖3-34a三頭肌拉
伸的起始點

圖3-34b.三頭肌拉
伸的終點

除了肌力訓練，還有一個撇步：讓你的辦公桌能支撐前臂，或是調整鍵盤和滑鼠的位置，讓你的手臂可以擱在辦公桌上。調整螢幕到你視線水平的位置，並且調整椅子，讓你的背部有支撐。從側面看，你的肩膀應該比臀部後面一點點。

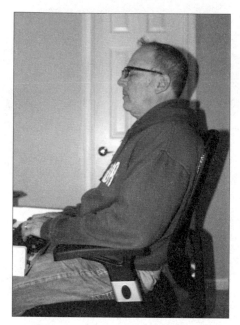 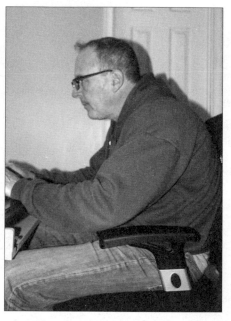

圖3-36a.肩膀剛好在臀部後面　　　　圖3-36b.肩膀在臀部前方

　　這樣有助於阻止姿勢自然演變成肩前傾，肩不前傾，上背部的肌肉就不會需要去支撐頭顱了。用電腦工作不見得會導致頸部疼痛、上背痛或頭痛，只要你採用正確的步驟，做正確的運動，就能擁有最佳的生產力，而且最不容易受傷。

通勤時間

　　許多人是開車上班。通勤時間可能還結合了談生意，或者用餐或打電話給至親。新的一天帶來挑戰與煩惱，壓力可能讓你有點緊繃，可能使得肌肉收縮，在你沒料到的時候拉傷。

　　降低通勤時間身體壓力的一個辦法，是讓你的座椅提供最大的支撐，減少肌肉過度使用的狀況。光憑直覺，可能以為把椅背打直是最有效的姿勢，但其實不然。由於你的身體有點厚度，打直的椅背其實會讓身體微微前傾，為了防止軀幹倒向前，下背的肌肉就必須使力支撐軀幹。在這個姿勢，你的髖屈肌群其實縮短了，尤其是軀幹和腿的角度不到九十度的時候。完全挺直的坐姿也會讓你的髖屈肌群更容易拉傷、痙攣。拉傷的髖屈肌群可能導致集中的下背痛。

　　椅背最理想、最有效率的位置其實是打直之後，向後倒十度左右。當上半身稍稍往後靠時，軀幹的力量就會向後移到靠著椅背，由椅背來支撐軀幹就不會增加肌肉的負擔了。至於腿呢，座椅和踏板的距離要夠遠，以防膝蓋彎曲九十度或完全伸直。這兩種姿勢都可能使肌肉長時間太短或太長，而導致拉傷。一般人認為，拉傷一定是肌肉過勞的結果，但其實肌肉長時間大幅縮短或伸長也可能導致拉傷。長途開車時的膝蓋姿勢，會使得腿後肌群和髂脛束等肌肉過度伸展或拉長，所以很容易拉傷。如果你通勤時間很長，中途找時間停下來，下車伸展一下，也可能有助於防止肌肉在久坐的時候負擔太大。

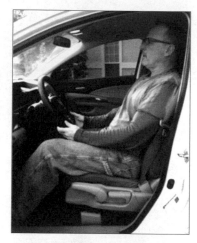

圖3-37.開車的最佳姿勢

在家工作

在家工作可能導致與活動量不足有關的各種問題，因為在家工作者用不著離家去工作場所。在家工作時，可能不需要走路或爬樓梯，一天大部分的時間很可能都是坐著。所以，就像前面提到的靜態工作會有的狀況，當人需要做有一定力量需求的活動時，變得無力的肌肉就很容易拉傷，引發痛楚。

我給在家工作者的建議是：在一天中安排一些休息時間，除了做單一肌肉的肌力訓練，也做做其他種類的體能活動，例如走路或爬樓梯。因為是在家裡，所以即使是園藝或其他家務活動，也都算得上是維持肌力和肌肉平衡的活動，此外當然還要配合針對性的單一肌肉肌力訓練計畫。

第 **4** 章

運動與體適能

暖身

我相信大部分的人都有概念，知道上場打籃球或網球之前，一定要先暖身。然而，大家恐怕很少思考暖身為什麼可以降低受傷、疼痛的機率，又是怎麼辦到的。躺下或坐著的時候，身體沒怎麼用力，肌肉的使用量不大，所以產生的乳酸很少。現在你知道，乳酸是肌肉收縮的副產物，能使血液的pH值變得太酸，這樣對身體不好，所以身體會儘可能把乳酸帶到肝臟處理掉。正在使用的肌肉部位血流會增加，就是這個原因。血是溫熱的，所以容易使肌肉延長、伸展，有助於預防過度縮短的肌肉拉傷。

假如你是搭車去打球或搭車去健身房。因為上場之前你都坐著，所以肌肉很可能不在最適長度，比較容易拉傷。而且肌肉也會比較難產生那些活動需要的力量。

開始從事體育或健身運動之前應該暖身，但暖身究竟該做什麼呢？大多數的人覺得伸展是關鍵。我比較認為，只要有助於讓肌肉暖和起來，都是很好的開始。所以走一走或是小跑一下都行得通。讓肌肉活動一下，乳酸會開始累積，使得肌肉的循環增加，肌肉便會暖起來。說實在，用不著多辛苦。幾分鐘輕度到中

度的活動，就能讓這些肌肉為上場做好準備。別忘了，健身和體育活動本質上都是彈震式的活動，這些活動有不少停下、啟動的機會。相關肌肉產生的力量遠大於單純在活動範圍裡活動關節，所以一定要確保肌肉暖起來，準備好要產生這類的力量和動作。

一定要做伸展嗎？

伸展該在什麼時候做，一直是個爭議——究竟該在活動前或活動後伸展，還是前後都要伸展呢？我們先來談談伸展的好處吧，應該會有助於回答這個問題。有種說法是，肌肉縮短的時候，伸展是延長肌肉的關鍵。然而，肌肉之所以縮短，常常是因為它的拮抗肌肉比較弱。所以患處肌肉的肌肉張力通常大於它的拮抗肌。

伸展雖然有助於暫時伸長肌肉，但這樣做怎麼能改變拮抗肌肉雙方的力量平衡呢？比方說，如果你的股四頭肌群（大腿前側肌肉）比腿後肌群（大腿後側肌肉）強壯。假設你的股四頭肌群總是縮短、緊繃，你可以試著伸展股四頭肌群，雖然這樣在短時間內，有助於讓股四頭肌群伸長，但由於股四頭肌群和腿後肌群之間的肌力失衡，所以股四頭肌群的力量輸出永遠會大於腿後肌群的力量輸出。為了一勞永逸解決股四頭肌群縮短的情況，就必須強化腿後肌群；可以做**腿後彎舉**或**直腿硬舉**運動。

「伸展可以拉長肌肉」這種錯誤觀念總是令我擔憂，因為那只在非常短時間內有效。比方說，你準備上場打球或是參加體育

活動，所以伸展了一下股四頭肌群。開始運動之後，股四頭肌群
增加的力量輸出仍然大於腿後肌群較弱的輸出，因此即使做了暖
身伸展，股四頭肌群仍然容易拉傷。所以，如果是為了暖身，我
一向是建議讓肌肉活動到產生乳酸、血液流進肌肉。

　　至於活動之後伸展呢？**這就是我建議做伸展的時機。**不論做
的是哪種活動，即使你的肌肉是平衡的，光是使用就會讓肌肉縮
短。活動結束時延長肌肉，可以讓肌肉恢復最適長度，並且在活
動結束之後維持那個長度。伸展和暖身應當視為不同的措施，各
有各的目的和好處。

過與不及

　　我們參與體育活動或健身運動的目的是，好好玩一玩、盡情
享受一下。運動是我們逃脫苦悶日常的好機會。從身體的角度來
看，這則是活動肌肉的機會。之前說過，從事活動本身並不會獲
得肌力和肌肉平衡，但確實能維持肌力，因此會降低肌肉萎縮、
拉傷、出現疼痛症狀的可能性。要知道自己的肌肉活動量是否足
以維持肌力，建議你使用阻力訓練表。阻力訓練表能幫你判斷自
己的活動量是否足夠。阻力訓練表是一個從零到十的量表。零感
覺像沒在做什麼，十感覺像肌肉會拉傷。設法讓你的施力程度落
在七或八，表示你運用了最大努力的七成到八成。這樣的程度能
確保你從事這個活動對你有益，而且不用擔心拉傷、受傷。

　　說到肌力訓練，健身房裡的人在該專心做肌力訓練的時候，

卻和旁人交談、看文章或看電視，我看了總是很吃驚，尤其是聽到有人之後還會驚訝或錯愕地說，他們覺得做運動一點幫助也沒有。有句老話說得好：「要怎麼收穫，先怎麼栽。」如果你做肌力訓練時，心思卻放在其他事情上，就無法運用適當的力量強度，讓自己的付出得到最大的效益。

健身運動讓你能夠確保自己的肌力維持在足以從事日常活動的強度，例如走路、爬樓梯、彎腰、跪下、伸手拿東西或抬起物品。然而，當我們從事這些健身運動時，往往不是做不夠，而是做過頭。看著自己最愛的球員發揮最佳的體能表現，我們也希望自己能發揮差不多的天賦和能力，卻從來看不到他們投入多少時間來鍛鍊身體，所以身體才能準備好做那麼高強度的運動。他們的肌力和肌肉平衡允許他們產生最佳肌力，發揮最大的功能。

別把自己逼到超過身體的極限，要了解自己的身體。如果你做某個健身運動或體育活動時，開始感到疼痛，就要停下來分析一下狀況。疼痛是組織出問題的跡象，不該忽略。腎上腺素不斷分泌的興頭上，你很容易覺得自己的能力比你身體真正能做的還要強。儘量別做過頭，以免事後付出代價。

休息一下

傾聽身體的一個重點，是要知道什麼時候該休息。腎上腺素流竄全身時，很難聽到身體傳遞的訊息。人在從事體育活動或健身運動時，通常由碳水化合物提供能量。這類運動是無氧運動，

也就是從事這些活動時攝入的氧氣量不足，因此身體無法用脂肪當作能量來源。分解碳水化合物時，只能產生分解脂肪一半的能量（一公克的碳水化合物能產生四卡的熱量，一公克的脂肪則能產生九卡的熱量）。由於這些熱量通常很快就燒完，做運動時，中場休息一下是個好主意。你可以吃好消化的能量棒或水果來補充一些能量。喝水、補充電解質也很重要。血液中百分之九十是水，所以如果健身或運動，流了很多汗，務必補充流失掉的水分。流汗時也會失去電解質，而電解質是肌肉收縮的關鍵，心臟的肌肉也不例外。不過要注意，休息時儘量不要完全冷卻下來。最好讓血流持續流進肌肉，保持肌肉溫暖，好維持在最適長度。

　　休息應該是比賽或運動的一部分。中場休息是保持最佳表現、預防傷害的關鍵。別等到頭昏眼花，也別等到覺得很難負荷重量時才休息。任何專業比賽都有休息時間，你個人的運動也不該例外。你想想，萬一在比賽或健身時受了傷，可是會影響到你生活的所有面向。

別為疼痛放棄所愛

　　我前面提過，醫療機構最糟的一則格言是：「**做了會痛的事就不要做。**」我遇過太多人因為打高爾夫球或網球會導致肩膀、背部、膝蓋、髖部或腳踝疼痛，所以醫生要他們必須放棄。在我看，那些專業人士其實是承認自己不知道疼痛的成因，只好告訴病人不要做那些造成疼痛的事。這是很可悲的慣例，何況完全沒

這個必要。疼痛是組織出問題的指標。醫療專業人士的目標應該是找出問題組織,想辦法解除問題,最終讓組織不再需要產生疼痛訊號。疼痛不會無故存在。處理好問題,身體就沒必要產生疼痛訊號。

舉例來說,如果打網球造成你肩膀痛,那是因為在這種活動中受害而產生疼痛訊號的組織是肌肉。你必須找出哪些肌肉拉傷了,然後鍛鍊或平衡導致問題的肌肉,如此就能繼續打網球而且不會痛。如果你打高爾夫球會背痛或膝蓋痛,那麼同樣的原則也適用。只要找出哪些肌肉沒有正確運作,加以鍛鍊來使相關肌肉重拾平衡且肌力充足,那麼你高興打多少高爾夫就打多少。

由於肌肉造成的疼痛(例如拉傷或失衡)無法用MRI診斷檢定分辨出來,也沒有教育訓練在培養分辨肌肉成因的醫療人員,因此你其實受制於現有的體系。所以,你才會總是聽說,疼痛的起因是結構變異,手術是唯一解決辦法。你只剩下兩個選擇——冒險動手術(但支持動手術的證據幾乎都不成立),或是乾脆不再做你愛的事。

但其實你的選擇不只兩個,你還有第三個選擇:使用亞斯診療法來分辨造成你疼痛的組織是不是肌肉,如果是,就確認哪些肌肉需要鍛鍊或平衡,才能讓你重拾你愛做的事。不該讓無能的體系阻止你做你熱愛的事。

在大部分的活動中,下背都扮演著不可或缺的角色,尤其是休閒活動。下背痛的時候,大家很容易認為是脊椎造成的。如果

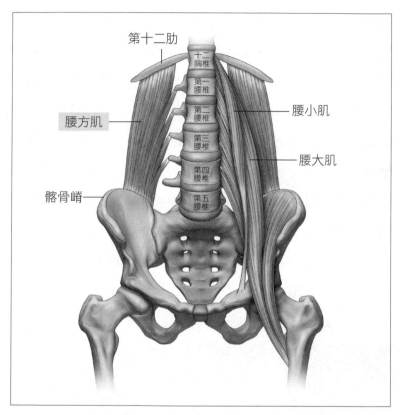

第十二肋

十二胸椎

第一腰椎

第二腰椎

第三腰椎

第四腰椎

第五腰椎

腰小肌

腰方肌

腰大肌

髂骨嵴

圖4-1.腰方肌

去看醫生，診斷檢定可能發現結構異常，然後就來啦：你得決定要停止那種運動，或是動手術。

　　首先要知道，醫療機構要你相信脊椎很脆弱，但其實不然。脊椎並不容易因為彎扭的動作，或是體育或健身活動需要的額外力量就受傷。事實上，下背是由「腰方肌」這塊下背肌肉在支撐的。

　　這些肌肉從胸廓下緣延伸到骨盆上緣。這些肌肉的長度決

定了它們能產生多少力量，以及支持軀幹的功能有多好。股四頭肌群和腿後肌群之間的關係，決定了下背肌肉的長短。由於股四頭肌群連接到骨盆前側，腿後肌群連接骨盆後側，因此兩者的長度會決定骨盆和胸廓下緣的距離。股四頭肌群通常比腿後肌群強壯，這種時候，股四頭肌群就會縮短，把骨盆前側往下拉，使得骨盆後側升高，更靠近胸廓下緣。於是下背肌肉就可能縮短、拉傷，產生疼痛。就功能性而言，這樣也會妨礙往兩側的側彎，以及使得軀幹無法做到最大範圍的扭轉。要解決這個問題，就要伸展股四頭肌群，鍛鍊腿後肌群和臀大肌。對應的運動是**股四頭肌伸展**、**腿後彎舉**和**髖後伸**。（見247、228、231頁的說明。）

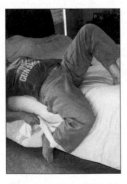

圖4-2.股四頭肌伸展

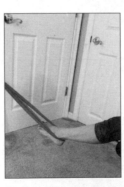

圖4-3a.腿後彎舉的起始點

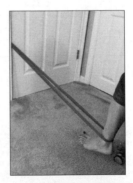

圖4-3b.腿後彎舉的終點

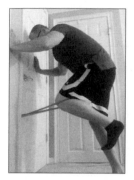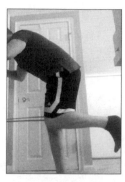

圖4-4a.髖後伸的
起始點

圖4-4b.髖後伸的
終點

　　另一方面，如果腿後肌群比較強壯、比較短，那麼骨盆後側就會被向下拉，下背肌肉會被拉長。這種情況表現出的現象是下背平坦，使得下背肌肉過度延伸、拉傷。這時就會需要伸展腿後肌群、鍛鍊股四頭肌群。對應的運動是**腿後肌伸展、膝伸直**和**深蹲**。（見242、233和237頁的說明。）

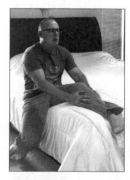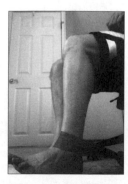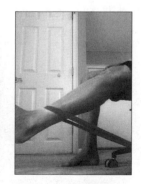

圖4-5.腿後肌伸展

圖4-6a.膝伸直的
起始點

圖4-6b.膝伸直的
終點

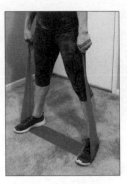 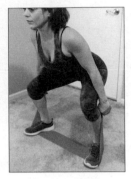

圖4-7a.深蹲的起　圖4-7b.深蹲的終點
始點

　　如果你希望下背肌肉發揮最佳表現、下背達到最好的柔軟
度，重點是股四頭肌群和腿後肌群要達到平衡。忘了「核心」的
概念吧！「腹部肌肉能協助背部穩定」的概念，其實毫無根據。
鍛鍊下背肌肉會使下背和腹部肌肉自然失衡的狀況惡化，使你的
下背過度凹陷，造成背痛、柔軟度變差。

　　下背部必須處理的另一個肌肉失衡狀況，是髖屈肌群和臀
大肌的失衡。髖屈肌群的腰肌部分其實結接到所有五節腰椎，縮
短時，你會感覺背部被拉進腹部。如果同時感覺到下腹痛和下背
痛，這其實是增強症狀，表示成因是髖屈肌群縮短、拉傷。這類
問題引發的疼痛感靠近腰椎，而不是下背。很難站直身子是這種
失衡的另一個指標。和下背肌肉縮短一樣，這會影響到的功能是
下背柔軟度會嚴重變差。伸展髖屈肌群、鍛鍊臀大肌和腿後肌群
能解決這種障礙，改善下背的功能。對應的運動是**髖屈肌群伸
展**、**腿後彎舉**和**髖後伸**。（見243、228、231頁的說明。）

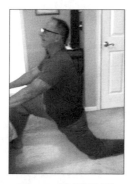
圖4-8.髖屈肌群
伸展

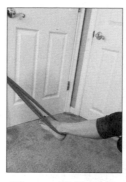
圖4-9a.腿後彎舉
的起始點

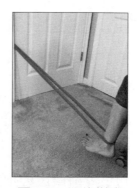
圖4-9b.腿後彎舉
的終點

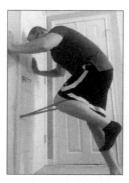
圖4-10a.髖後伸的
起始點

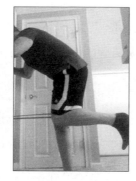
圖4-10b.髖後伸的
終點

　　想要從事健身運動或體育活動不受傷，關鍵是你的下背。維
持肌肉平衡，能讓下背維持在最佳姿勢，讓你發揮最佳表現。

你是週末運動狂嗎

多少人是週間整天坐在桌前，然後週末時，決定化身為美國橄欖球聯盟的四分衛、NBA籃球員，或是世界網球冠軍呢？電視上充斥著各式體育節目，你會夢想自己像你最愛的運動明星，這是很自然的事。然而，可悲的現實是，你當然不是他們。頂尖運動員為了專精自己的運動領域，投入了相應的努力和時間做體能訓練。有訓練師和教練確保他們攝取最好的營養，讓他們有最佳表現。如果你的工作幾乎整天都坐著，又很難吃到豐盛的三餐，那麼你的身體就無法達成腦子裡的期待。

但這不是說你週末應該放棄自己最愛的運動，只是說你應該效法你崇拜的運動員，如果週末想參與費力的活動，週間就該做好訓練。大家通常不知道，你在週間從事的活動，很多時候正是週末受傷、疼痛的原因。拉傷的頭號嫌犯是久坐導致的自然失衡。一般來說，大多數人的股四頭肌群、髖屈肌群與臀大肌、腿後肌群之間都有肌肉失衡的問題，這是因為我們活動時都是向前做動作。坐、站、行走、上下樓梯和跪著都是朝前方進行，所以對髖屈肌群和股四頭肌群的需求很高。這種失衡導致髖屈肌群和股四頭肌群有縮短的趨勢。有些人縮短的情形可能演變得很嚴重。

該起身去買午餐或回家的時候，你的下背部或膝蓋可能很痛，甚至兩者都痛。你背痛得站不直，也無法伸直膝蓋。這表示

你肌肉的運作方式出了問題。不過，週末一到，你是不是就認為自己可以放手一搏，做些激烈的體育活動呢？別急啊，朋友。

　　有個簡單的辦法可以幫你自我訓練，以便維持髖屈肌群、股四頭肌群和臀大肌、腿後肌群之間的平衡，這樣最能減少背部和膝蓋的疼痛。要達到這個目標，要做的運動是**髖屈肌群伸展**和**股四頭肌伸展**，以及**腿後彎舉**、**髖後伸**和**直腿硬舉**。（見243、247、228、231和239頁的說明。）

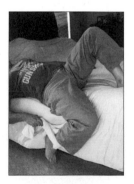

圖4-11.股四頭肌伸展

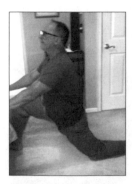

圖4-12.髖屈肌群伸展

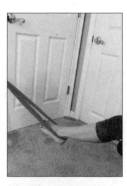

圖4-13a.腿後彎舉的起始點

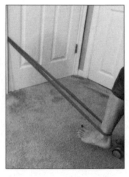

圖4-13b.腿後彎舉的終點

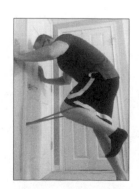

圖4-14a.髖後伸的起始點

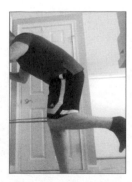

圖4-14b.髖後伸的終點

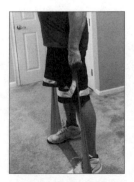

圖4-15a.直腿硬舉的起始點

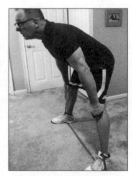

圖4-15b.直腿硬舉的終點

　　想要讓你的週末運動盛會玩得盡興，又不希望落得週一請病假的下場，接下來要做的是鍛鍊臀中肌。臀中肌就位在髖關節上方，負責在單腳站立時保持平衡、穩定。臀中肌的功用是穩定骨盆，如此一來，附著在骨盆上的肌肉（例如股四頭肌群和腿後肌群）便能發揮功用，產生最大的力量，讓人能迅速動作。臀中肌是負責產生腿部動作的肌肉，如果臀中肌無力，你就會比較不穩，負責讓你移動的肌肉便會比較難產生力量，使得從事劇烈活動時變得吃力。要讓臀中肌發揮最大力量，要做**髖外展運動**。（見229頁的說明。）

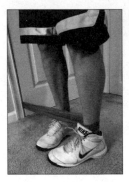 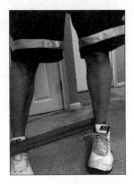

圖4-16a.髖外展運動的起始點　　圖4-16b.髖外展運動的終點

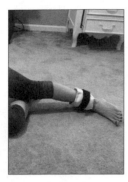 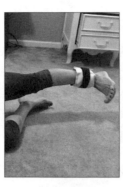 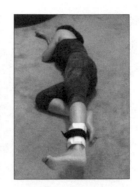

圖4-16c.髖外展運動的起始點　圖4-16d.髖外展運動的終點　圖4-16e.髖外展運動的側視圖

　　至於上半身，為了預防肩膀受傷、背部中段或頸部疼痛、甚至頭痛，你需要處理胸肌、前肩和二頭肌，與肩胛骨間肌肉、後肩、三頭肌之間的典型失衡問題。這種失衡容易導致肩膀和頭被向前拉。這時支撐肩膀、肩胛骨和頭的肌肉會過度延伸，容易拉傷。這區域的肌肉也包括旋轉肌，它是各種肩膀功能的關鍵肌肉。肩膀和肩胛骨的運作方式十分複雜，所以使用手臂牽涉到的肌肉數量遠超過腿部。想改善上半身的平衡與功能，要鍛鍊的肌肉包括後三角肌、菱形肌／中斜方肌、下斜方肌、旋轉肌和三頭肌。對應的運動是**後三角肌運動、用拉桿訓練高拉背肌、下斜方肌運動、外轉運動和三頭肌拉伸**。（見222、220、221、218和224頁的說明。）

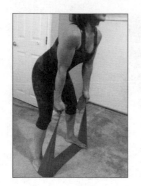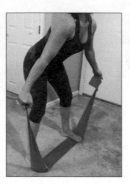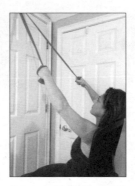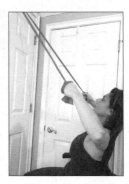

圖4-17a.後三角肌運動的起始點　圖4-17b.後三角肌運動的終點　圖4-18a.高拉背肌的起始點　圖4-18b.高拉背肌的終點

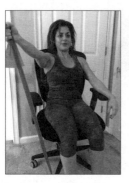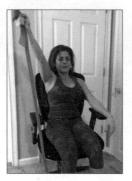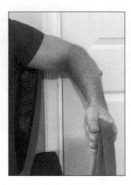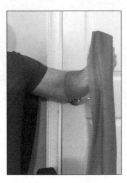

圖4-19a.下斜方肌運動的起始點　圖4-19b.下斜方肌運動的終點　圖4-20a.外轉的起始點　圖4-20b.外轉的終點

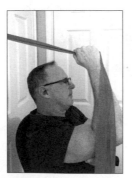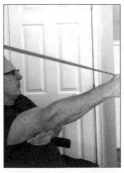

圖4-21a.三頭肌拉伸的起始點　圖4-21b.三頭肌拉伸的終點

　　你週間大多坐著工作，所以對週末運動的事可要實際一點，這是你必須承認的事實。而我也不得不承認，你週間可以撥出來做肌力訓練的時間其實很有限。所以我設計了這種極簡便的方法，讓你事半功倍。我建議只鍛鍊最容易導致受傷、影響最佳表現的肌肉。這些肌肉一週只要鍛鍊三次就好。重點是針對那些運動採用最適當的阻力，鍛鍊出足夠的肌力讓你能在週末好好玩，同時可望減少你被擔架抬下場的機會。

開始從事新運動

　　學習新運動是美好又令人興奮的冒險。既能刺激頭腦，也能刺激身體。要做新運動，就要發展出新的動作模式，協調、平衡與運動能力都會受到新挑戰，而這有助於腦部發展出新的神經迴路，有益腦部健康。力量需求可能和從前做過的任何事都不同。以上都是剛開始新運動要慢慢來的原因。我建議先學習那項運動的基本要素，練習之後再投入正式比賽。

　　比方說，如果你在學網球，可以先去公園對牆擊球。如果你選擇籃球，就在上場之前練習運球和射籃。打高爾夫球的人去球場之前，可以去練習場用不同的桿子練揮桿。這些活動都有衝力的成分，也就是和速度有關，肌肉必須經過妥善訓練，才有能力處理這類的負擔。肌力訓練應該用有控制的平穩速度進行，讓肌肉適應阻力，最後變得更強壯。另一方面，運動時，動得快和產生速度是讓揮拍或揮棒變快的關鍵，所以肌肉必須快速拉長或縮

短，很容易拉傷、產生疼痛。所以，一般性的肌力訓練應該用緩慢而有控制的方式進行，讓肌肉適應、變強壯，而針對不同運動所做的訓練則應該採用彈震式動作，來訓練這些強壯肌肉更迅速地做出反應。

週間做肌力訓練，讓你的肌肉做好準備，並且針對該項運動的各種要素加以練習，讓肌肉適應新的速度需求——結合這兩種訓練，就能為學習新運動做好完美的準備，在週末享受最大的樂趣。經過漫長折騰的一週之後，我們都值得這樣享受一下。

了解你的極限

你看別人做高強度的運動，不表示你能（或你也該）那麼做。天份是一個人能有傑出表現的關鍵因素之一，而你可能就是沒那個天份。不過，我要清楚表態一下：我非常不贊成把年紀視為一個人有沒有能力從事運動的關鍵因素。最重要的決定因素應該是個人的身體狀況。重點是，你是否為從事那項運動做好了準備，做出你自己的最佳表現，而且降低受傷的機率。別忘了，如果你打算在週末從事運動，就該在週間訓練、調整好自己。你也必須根據自己的天份到哪裡，很實際地認清自己能做和不能做到的事。你可以覺得這運動有挑戰性，但別做到超出能力、容易受傷或令人挫折的程度。

我超愛挑戰自己，但勝利無疑也是滿足感的來源之一。從事體育活動的這兩個面向，是在你判斷要挑戰自己到什麼程度，以

及要參加哪種程度的賽事時，應該好好考慮的事。如果你才剛開始玩一種運動，要給自己一點時間學習初學者該做什麼，給自己充分的餘裕學好基礎，再參加比賽。盡量樂在其中，挑戰自己，並且兼顧安全。

第 5 章

睡眠與夜間疼痛

為什麼會夜間疼痛

　　大家對自己的疼痛最大惑不解的一個疑問是，為什麼夜裡或起床時痛得最厲害。這其實代表疼痛是肌肉造成的。想了解其中緣由，就要復習一下乳酸累積如何影響肌肉長度。一天下來，只要使用肌肉，就會產生乳酸。乳酸是肌肉收縮的副產物。乳酸這種酸性物質會改變血液的pH值，這對身體可能有危險，所以乳酸必須從肌肉中排除，送到肝臟去分解。所以你活動時，會有更多血流向肌肉。這種現象的好處是，血液是溫熱的，大量的溫熱血液流向肌肉，肌肉就容易維持伸長狀態。由於痛覺受體分布在肌纖維的結締組織上，所以當肌肉處在伸長狀態時，痛覺受體的間隔比較遠，痛覺受體的密度降低，就比較不會疼痛。

　　不過在夜裡，你躺著的時候很少動，所以產生的乳酸很有限。如果沒有額外的血液送往肌肉，肌肉就會維持在比較低的溫度。如果是拉傷了的肌肉，或是肌肉有失衡的問題，它們容易維

持在縮短的狀態，所以可能使痛覺受體的密度提高很多，因此更容易疼痛。

很多人的肩膀在夜裡痛得最嚴重。他們可能會說，側躺或側睡的時候，肩膀附近很痛，甚至沿著手臂有知覺改變的情形，或是手麻。一旦知道旋轉肌如何運作，以及為什麼這個姿勢可能對這個肌群造成負擔，就不難理解為什麼會痛了。旋轉肌連接肩胛骨，包覆在肱骨頭外，而肱骨頭嵌在肩關節中。

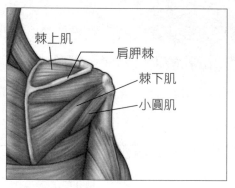

圖5-1.旋轉肌

旋轉肌強壯、功能健全的時候，會讓肱骨頭維持在肩關節中央。如果旋轉肌拉傷、無力，就很難達成這個任務。靠著肩膀側睡時，全身的壓力都可能落在肩膀上。肱骨如果沒維持在肩關節的中央，就容易滑向前。這樣會使肱骨更加遠離肩胛骨，於是旋轉肌過度延伸，產生了壓力與疼痛感。肌肉和神經可能造成症狀轉移到他處，例如拉傷的旋轉肌造成下手臂的知覺改變，導致手

麻，這樣可能就足以讓你醒來了。通常只要翻個身或甩甩手臂，症狀很快就會消失，但睡眠還是受到了影響。要預防這種狀況，關鍵是保持旋轉肌和周圍的肩膀肌肉、肩胛骨肌肉強壯且平衡。

　　睡覺時手臂往上伸，頭枕在手臂上，也是導致旋轉肌拉傷引發肩膀疼痛，或下手臂產生症狀的常見原因之一。有時候，人們覺得頭枕著手臂比枕著枕頭舒服，不過這是一個可能使旋轉肌過度延伸而拉傷的姿勢。

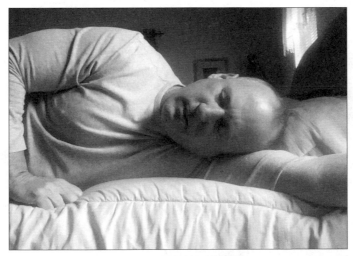

圖5-2.頭枕著手臂睡覺

　　要知道，肌肉不只在支撐的負擔大於肌肉力量輸出的時候容易拉傷，當肌肉過度延伸或縮短，也可能拉傷，而這經常發生在人們睡覺時。

　　一般人夜裡醒來感到手部知覺改變或麻木時，常會擔心是不是神經出了什麼問題。但一般來說，比較可能是肌肉的問題，所以甩一甩或動一動有症狀的部位，往往就能迅速解決。

　　夜間膝蓋痛的人，時常有大腿前側和後側肌肉不平衡的問題。大腿前側的股四頭肌群容易變得比後側的腿後肌群強壯，使得股四頭肌群縮短。記得嗎，夜裡沒有任何活動的時候，肌肉會處在比較短的狀態。如果你是以胎兒睡姿側睡，膝蓋就會彎曲九十度左右，使得股四頭肌群大幅縮短。由於股四頭肌群的肌腱

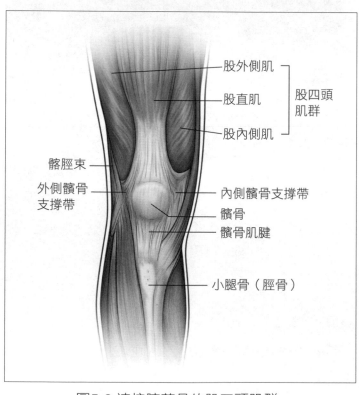

圖5-3.連接膝蓋骨的股四頭肌群

連接膝蓋骨，所以縮短的股四頭肌群容易用過大的力量把膝蓋骨拉向膝關節，使膝蓋骨在膝關節中受到過度擠壓。

　　於是，在你突然想移動或下床的時候，移動關節或使關節承受重量可能會引發劇痛。要預防這種情況，就要保持股四頭肌群伸長，並且和它的拮抗肌（腿後肌群）平衡。對應的運動是**股四頭肌伸展和腿後彎舉**。（見247和228頁的說明。）

　　夜間膝蓋痛的另一個原因是髂脛束縮短、拉傷。髂脛束是帶狀的結締組織，從骨盆向下經過大腿外側，連結到膝蓋。

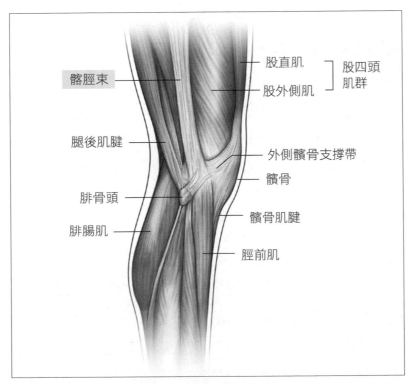

股直肌　　　　｝股四頭
股外側肌　　　　肌群

髂脛束

腿後肌腱

外側髕骨支撐帶

髕骨

腓骨頭

髕骨肌腱

腓腸肌

脛前肌

圖5-4.髂脛束

　　如果髂脛束拉傷、發炎，會側向拉動膝蓋骨，使得膝蓋磨擦到膝關節側邊外緣。如果呈胎兒睡姿或膝蓋長時間彎曲，髂脛束會有縮短的傾向。這時如果突然要伸直膝蓋（例如從下床站起來），膝蓋和膝關節側邊外緣的強大壓迫力可能會引起不小的疼痛。即使你只是彎著膝蓋躺了一陣子之後想調整一下姿勢，伸直膝蓋也可能導致膝關節疼痛。如果髖關節正上方的臀中肌拉傷，那麼髂脛束和其上方的肌肉（闊筋膜張肌）可能會發炎、拉傷。臀中肌負責在單腳站立時維持平衡、穩定，所以維持臀中肌（以及協同工作的其他肌肉，例如臀大肌和腿後肌群）強壯，能預防臀中肌拉傷而導致髂脛束拉傷、縮短。要達成這個目標，對應的運動是**髂脛束伸展、髖外展、膝伸直和髖後伸**。（見244、229、233和231頁的說明。）

　　睡眠中或夜間的脖子痛，可能發生在頸部的一側或兩側。如果只有單側，很可能是負責肩膀功能的肌肉出問題。疼痛發生於頸部，卻說是肩膀肌肉出問題，看似不大合理，不過頸部和肩膀是相連的，提肩胛肌這塊從上頸椎延伸到肩胛骨的肌肉，也經過所謂「上斜方肌區域」的位置。

　　你覺得脖子痛的時候，很可能會用手壓著頸椎的地方，手沿著上斜方肌區域一路摸向肩膀。提肩胛肌就在這個位置。

　　提肩胛肌的拉丁文是*levator scapulae*，意思是「提起肩胛骨」，這肌肉的功能正是讓肩胛骨上提，同時將肩胛骨固定、靠向胸廓。有許多肌肉從肱骨延伸到肩胛骨，共同協助肩膀活動。

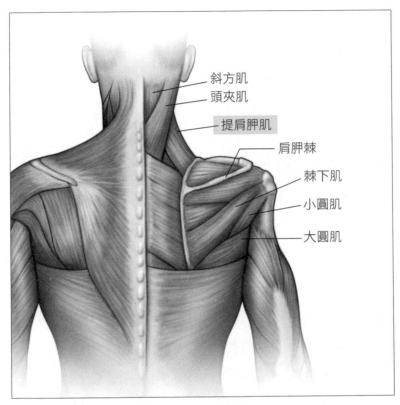

斜方肌
頭夾肌
提肩胛肌
肩胛棘
棘下肌
小圓肌
大圓肌

圖5-5.提肩胛肌

　　而這一切要正常運作，前提是肩胛骨必須緊靠著胸廓。提肩胛肌也參與負責這件事，因此如果與這件事有關的其他肌肉拉傷、無力，就會使提肩胛肌過勞而拉傷。

　　夜裡，肌肉會有縮短的傾向。如果頭沒有放正、維持適當的對位（但這在夜晚睡覺時幾乎不可能達成），肌肉就可能過度延伸或縮短，導致脖子裡的上斜方肌區域疼痛。如果肌肉拉傷太嚴重，就可能發生痙攣，讓你覺得脖子完全無法動彈。預防這個問

題的辦法，是確保和肩膀功能相關的肌肉都維持強壯平衡，包括菱形肌、中斜方肌、後三角肌、旋轉肌、下斜方肌和三頭肌。強化這些肌肉的運動包括用拉桿訓練高拉背肌、**後三角肌運動**、**外轉運動**、**下斜方肌運動**和三頭肌拉伸。（見220、222、218、221和224頁的說明。）

　　如果脖子兩側都會疼痛，你的胸肌、前肩、二頭肌（上手臂前側）可能和肩胛骨之間的肌肉、後肩、三頭肌（上手臂後側）失衡。這種失衡狀況是自然而然形成的，由於我們都是朝前面做事，所以每次為了抬起、拿著或操作我們前方的東西，胸肌、前三角肌和二頭肌的使用量遠超過肩胛骨之間的肌肉、後三角肌和三頭肌。這種失衡惡化時，肩膀會前移，肩胛骨會遠離脊椎。於是，從脊椎連接到肩胛骨的所有肌肉都可能過度延伸。提肩胛肌從上頸椎連接到肩胛骨的內上角，所以提肩胛肌在這種不良姿勢下會過度延伸。提肩胛肌的功能之一是支撐頭顱，當它過度延伸時，就無法發揮這項功能。提肩胛肌拉傷時容易縮短，所以夜間沒在使用時，就有機會大幅縮短。即使讓頭完全擺正，沒偏向任一側，拉傷的提肩胛肌產生的強大拉力也會導致脖子兩側疼痛。

　　信不信由你，這個問題通常與你用到多少枕頭有關。問題不是頭偏向側邊，而是胸和下巴之間有多少空間。不論頭太向前傾，或是太向後仰，都會使提肩胛肌引發頸部疼痛。要預防夜裡發生這種情形，就要讓胸肌、前肩、二頭肌維持與肩胛骨間肌

肉、後三角肌、三頭肌之間的平衡。鍛鍊上背部和手臂後側的肌肉，能預防肌肉（包括胸肌）縮短而導致肩前傾的不良姿勢。

　　坐骨神經痛堪稱是大家會在夜間感受到的另一大症狀。坐骨神經痛是從臀部沿著腿到膝蓋以下（通常會到腳）產生疼痛或知覺改變的情形。它可能令人虛弱無力，容易把你痛醒或痛到睡不著。不過最重要的是，成因並不是腰椎，其實根本和脊椎無關。

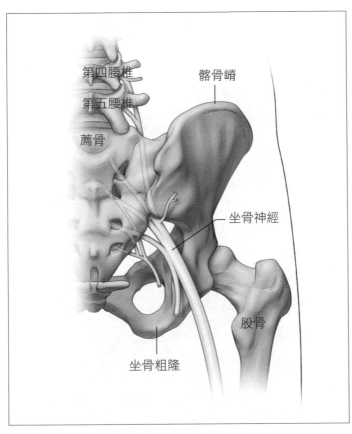

第四腰椎
第五腰椎
薦骨
髂骨嵴
坐骨神經
股骨
坐骨粗隆

圖5-6.坐骨神經與神經根

　　坐骨神經痛是髖部功能障礙的問題，和背部沒關係，反而和髖部有關。臀中肌位在骨盆側面、髖關節上方，而臀中肌拉傷正是坐骨神經痛的罪魁禍首。這塊肌肉負責支持你、讓你穩定，尤其是單腳站立的時候。臀中肌拉傷時，相鄰的梨狀肌會試圖幫忙、代償。坐骨神經就在臀部的梨狀肌旁邊，因此，當梨狀肌拉傷變得粗厚時，就會阻礙到穿過梨狀肌旁、臀部區域（甚至穿過梨狀肌）的坐骨神經。

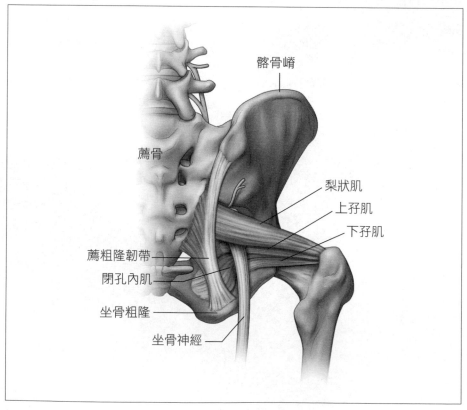

圖5-7.梨狀肌與坐骨神經

告訴你一個大消息：這個神經症狀是肌肉造成的。有個簡單的方式可以減緩症狀：冰敷你的臀部。每小時冰敷十分鐘，能抑制神經脈衝傳出。讓拉傷、緊繃的肌肉不再壓迫神經的另一個辦法，則是伸展梨狀肌。重點是強化臀中肌和其他協同作用的肌肉，以免臀中肌拉傷，導致梨狀肌必須代償而拉傷、增厚。需要鍛鍊的肌肉包括臀中肌、股四頭肌群、臀大肌和脛前肌。一旦症狀集中到只剩臀部，腿部更下面的部位不再有症狀，就改成只鍛鍊臀中肌、臀大肌和腿後肌群。對應的運動包括**髖外展、膝伸直、髖後伸、踝關節背屈**，之後改成**髖外展、腿後彎舉、髖後伸和直腿硬舉**。（見229、233、231、227頁的說明，之後改看229、228、231和239頁的說明。）

潑冷水時間來了，告訴你，「蚌殼式」沒用，而且沒什麼好處。只有用正確的姿勢做正確的運動，使用漸進式的阻力，強化對的肌肉，才可能解決這些症狀和成因。

夜間臀部疼痛的原因和坐骨神經痛一樣，只是狀況比較輕微。臀中肌很可能拉傷了，而梨狀肌試圖代償，但也拉傷。梨狀肌拉傷的情況沒那麼嚴重，所以沒阻礙坐骨神經。因此只要做**髖外展、腿後彎舉、髖後伸和直腿硬舉**來強化臀中肌、臀大肌和腿後肌群，就能解決問題。（見229、228、231和239頁的說明。）

鼠蹊部疼痛是另一個常見的困擾，這種狀況可能和髖關節區域或骨盆區域的疼痛同時發生。一般很容易覺得，這種疼痛和髖關節與骨關節炎有關，但這種看法其實毫無根據。

現在我們知道，肌肉沒在使用時會有想要縮短的傾向了，那麼我們就來看看這個狀況牽涉到哪些肌肉。會拉傷、引發鼠蹊部疼痛的肌肉主要是縫匠肌。這肌肉始於骨盆，沿著大腿內側來到膝蓋內側。髖關節上方負責支持、穩定的臀中肌拉傷之後，縫匠肌常會跟著拉傷。臀中肌拉傷，會使縫匠肌有縮短的傾向。夜間流進縫匠肌的血液減少，縫匠肌就會想大幅縮短。縫匠肌這條肌肉很長，所以可以大幅縮短，可能導致鼠蹊部疼痛，甚至導致下方膝蓋內側疼痛。有這種疼痛，以及側躺壓在髖部和骨盆外側時會痛，就明確顯示臀中肌拉傷了。想預防這種狀況，可以鍛鍊臀中肌、股四頭肌群和臀大肌，並且伸展縫匠肌。對應的運動是**髖外展、膝伸直、髖後伸和縫匠肌運動**。（見229、233、231和236頁的說明。）

有些人腳底靠近腳跟的地方在夜間會劇痛，早上一踩到地上就可能痛徹全身。這個症狀來得出人意料，令人猝不及防，不過事實是，有個問題老早就潛伏在那裡，等待伴隨激痛現身。足底筋膜是一片粗厚的結締組織，從腳球延伸到腳跟。足底筋膜會和其他肌肉一同幫忙支撐足弓，讓腳在站立時支撐全身的重量。幫忙支撐足弓的肌肉拉傷時，足底筋膜承受的力量會增加，這可能使得足底筋膜發炎。夜裡不活動時，多餘的血液流過全身，足底筋膜可能縮短。足底筋膜是由結締組織構成的，因此組織中有許多痛覺受體。組織縮短時，痛覺受體的密度提高，於是一施力就觸發痛覺受體。預防夜裡腳底和腳跟疼痛的關鍵，是維持

負責幫忙支撐腳和足弓的肌肉肌力。保持臀中肌和脛前肌、脛後肌強壯，能阻止足底筋膜縮短、一踩下床就引發疼痛。對應的運動是**髖外展、踝關節背屈和足內翻**。（見229、227和232頁的說明。）

　　另一種比較少見但可能更恐怖的症狀，是醒來時呼吸困難，而且手臂以下有緊繃及（或）疼痛的感覺。我治療過一些有這種經驗的患者，他們以為自己心臟病發了，所以他們跑去醫院做檢查，結果發現一切正常之後，醫生說他們是恐慌症發作。但這些人並不是愛焦慮的人，所以說不通。評估之後，我判斷他們是拉傷了前鋸肌。這塊肌肉一側附著在肩胛骨內緣，另一側附著在八根肋骨上，一旦縮短就很容易拉傷。前鋸肌縮短到一個程度，可能妨礙到胸廓的擴張和收縮，而這是正常呼吸的要件，因此，患者會發現自己難以正常呼吸。躺下來時，重力不再能協助橫膈膜吸進空氣，所以患者會呼吸困難而醒來。這種感覺加上肌肉拉傷造成手臂以下疼痛，會令患者深信自己是心臟病發作了。想預防這種情況，就要鍛鍊上背部的肌肉，包括肩胛骨間肌肉、旋轉肌、後三角肌、下斜方肌和三頭肌。對應的運動是**用拉桿訓練高拉背肌、外轉運動、後三角肌運動、下斜方肌運動和三頭肌拉伸**。（見220、218、222、221和224頁的說明。）

睡眠對肌肉的重要性

說實話，生活有時是個苦差事。你一天要做的事好多。生活不管你如何完成任務和活動，它只在乎你完成了沒，所以你的肌肉非得發揮最佳表現不可。要想發揮最佳表現，就必須維持肌肉的強壯、平衡與營養充足，而睡眠在此扮演了關鍵的角色。

睡覺時，你允許肌肉休息——不過肌肉其實永遠不會真的完全休息，肌肉會一直維持微微的收縮，稱為「靜止張力」，即使我們睡著時也一樣。肌肉收縮時除了產生乳酸，也會產生廢物，也就是代謝物。代謝物對人體有害，可能有損肌肉表現。睡覺時，血液就有機會流過肌肉，幫忙帶走代謝物，改善其功能和表現。

一天下來，你可能過度使用肌肉，使身體將過多的液體輸送到肌肉去幫助肌肉復原，於是造成了發炎反應。肌肉非常痠痛時，通常就是這個原因。讓肌肉有機會在夜晚你睡覺、發生發炎反應時關機，將有助於加速肌肉復原。

人體的所有細胞都需要氧和葡萄糖才能存活。睡眠讓身體有機會順暢無阻地為肌肉提供這些養分。人體的所有組織都是這樣。腦部需要時間休息、補給燃料。高品質的睡眠有助於頭腦維持敏銳靈活。已有大量證據證明，大腦功能與你表現好壞是有關聯的。如果你的頭腦不在最佳狀況，它在執行日常活動需要的複雜動作模式時，速度可能變慢，而且沒那麼準確。腦部對肌肉的

控制變差，可能會導致肌肉過度使用、蒙受拉傷的風險。所以一夜好眠不只影響肌肉本身的健康，也影響你頭腦的健康，而頭腦控制了你運用肌肉的方式。

我盡可能實踐以下四大健康原則，好讓自己能發揮最佳表現：

一、運動
二、營養
三、睡眠
四、減輕壓力

這些都能影響我們進行任務或活動的效率。其中任何一個領域若有任何不足，都可能導致表現不佳或受傷。認識我的人，大多知道我對肌力訓練有多執著。但即使是我，也必須承認，如果想要達到最佳健康狀態和最佳表現，這四個原則缺一不可。

你能怎麼做？

人人都想知道該怎麼紓緩夜間干擾睡眠的疼痛。商人推出要價數萬元的床和床墊。還有枕頭推銷員。也有營養品製造商在賣營養補充品。我們置身於五花八門的產品間，很容易迷失方向。

經常有人拿這些產品來問我，而我的答案都一樣：這些產品要怎麼改變夜間疼痛或睡眠不足的成因？疼痛通常源於肌肉無力或失衡，使肌肉大幅縮短，導致痛覺受體集中而引發疼痛。大

部分的商品（例如特製枕頭）並無法保證你會按照設計來使用，因為你可能把枕頭夾在兩腿間或墊在膝下，或是整晚調整頭底下那顆枕頭的位置。而昂貴的床和床墊看起來像一場豪賭，如果沒效，好幾千美元恐怕就這麼泡湯了。

我建議把重點放在這種夜間窘況的起因，也就是肌肉無力或失衡問題。之前提過，除了要著手解決造成這種狀況的肌肉無力或失衡問題，再來就是用一些人工的方式去加熱問題肌肉。有很多廠牌推出含有樟腦或薄荷的貼布，這類物質會產生針對性的熱度，增加血流，使肌肉暖起來，保持在伸長狀態。你可以在睡前沖個熱水澡，但如果沒有持續加熱，你遲早會開始冷卻，所以你應該會覺得熱敷墊比較有效。

另一個建議是，試試在睡前做點伸展。伸展可以暫時拉長肌肉。想長久解決肌肉縮短的問題，就要解決肌肉失衡的問題。但如果你主要希望夜間暫時紓緩，那就在睡覺前做和緩的伸展。每個伸展動作維持二十秒，重複兩次。不要做太激烈的伸展，你應該要覺得那個動作可以維持幾個分鐘沒問題。最理想的組合是先讓肌肉暖和起來，再試試伸展操。再重申一次，這只是暫時減輕、紓緩夜間疼痛的辦法；要同時鍛鍊肌肉，解決肌肉無力或失衡的問題，才能長久解決疼痛。

預先防範疼痛發生

讀完本書，我希望你一定要牢記這件事：你夜間的疼痛百分之百和你一整天做的事有關。如果你在過度使用肌肉或久坐後，得做些動態的活動（例如走路或爬樓梯），便可能加重肌肉的負擔，導致拉傷。如果生活的步調快速緊湊，你在一整天衝衝衝的當下，或許不大會讓疼痛慢下你的腳步。但到了夜裡，你就得為這樣的生活方式付出代價。要知道，夜間疼痛不是在夜裡處理，而是白天。你必須體認到，疼痛的原因是肌肉無力或失衡，生活中大小活動的力量需求超過你肌肉能輸出的力量了。你不必每天在健身房待上好幾小時，別忘了，亞斯診療法是為了讓你能把時間發揮最大效益、事半功倍。一星期只要鍛鍊兩、三次，通常只需要四十五分鐘到一小時就能完成。

除了解決你肌肉不足的狀況，設法在久坐時運用你的肌肉，或是小心別在過度使用肌肉時拉傷，都是預防夜間疼痛的關鍵。你如何支撐你必須背負的負擔、穿支撐性佳的鞋子，以及調整椅背讓椅子支撐你，這些都會影響肌肉使用的方式，以及你日常生活可以多有效率。

需要用藥的情況

我絕對不是虐待狂，也不覺得應當跟人說絕對不要吃藥。正確的概念是用量愈少愈好，頻率愈低愈好。你務必了解這點：你

感受到的疼痛屬於人體的求救系統，表示有組織出了問題，但用藥卻可能掩蓋症狀。比方說，吃藥可能有助於入睡，但你還是必須找出你試圖入睡時引發疼痛的問題組織，才能一勞永逸地解決問題。

除非是最後關頭，否則應該不要使用鴉片類止痛藥這類的藥物，因為非常容易上癮，很危險。許多人因為醫生認為他們的疼痛是發炎造成，所以得到消炎藥（但其實比較常見的罪魁禍首是肌肉）。這類藥物之所以有效，是因為對腦部有鎮靜的作用。

肌肉鬆弛劑是用來處理肌肉疼痛的另一種藥物。鬆弛劑時常導致疲憊，這在晚上或許是好事，但可能讓你白天的做事效率嚴重下降。

我特別喜歡用自然療法處理症狀。所以如果痛得很厲害，可以試試每小時冰敷十分鐘。冰有麻醉的功用，能阻礙痛覺傳遞。熱對痠痛和某些類型的肌肉疼痛也很有效，因為熱會導致血管擴張，增加流往那區域的血流，讓肌肉延長，拉長肌纖維上痛覺受體之間的距離。

如果你覺得自己需要服用藥物，我不會勸你打消主意。但是別忘了，藥物並不會處理疼痛的真正成因，只是暫時紓緩症狀。我是很重視因果關係的傢伙，我一向鼓勵大家去處理、解決病因來真正消除你身上的症狀。只要掌握這個重點，你就只需要短期吃藥，不用一直吃藥。

你的身體太疲倦了嗎？

如果你可以睡倒在地板上、沙發上或任何你恰好噗通倒下的地方，就表示你精疲力竭，身體和頭腦都過勞了。人在身體和心理平衡的狀態下，應該是十五到二十分鐘睡著。如果你發覺自己是瞬間睡著（不論是坐著或躺著），你的一天可能過度操勞。

一般人需要八小時的睡眠。如果你睡滿八小時，早上仍然疲倦，就是太操勞的跡象。花點時間檢視一下你一整天是怎麼進行活動的。你的營養充足嗎？生活中有什麼事讓你壓力太大嗎？你的工作時數太長嗎？這些都是身體的壓力來源。人體的韌性很神奇，但遲早還是會垮掉。在身體垮掉之前，最好能設法找出壓力來源，加以解決。

本章的運動

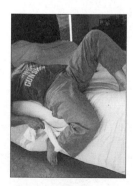 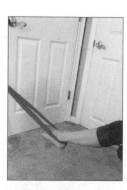 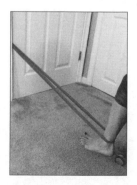 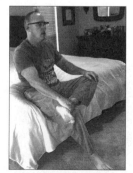

圖5-8.股四頭肌伸展　　圖5-9a.腿後彎舉的起始點　　圖5-9b.腿後彎舉的終點　　圖5-10.髂脛束伸展

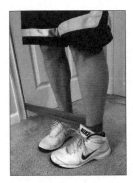
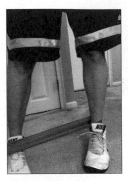

圖5-11a.髖外展運
動的起始點

圖5-11b.髖外展運
動的終點

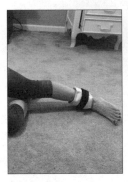
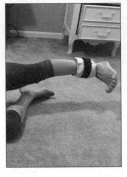
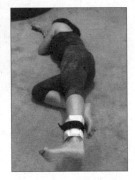

圖5-11c.髖外展運
動的起始點

圖5-11d.髖外展運
動的終點

圖5-11e.髖外展運
動的側視圖

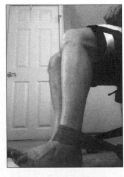
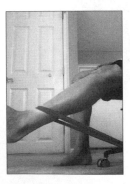
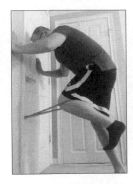
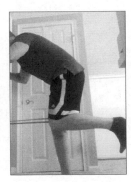

圖5-12a.膝伸直的
起始點

圖5-12b.膝伸直的
終點

圖5-13a.髖後伸的
起始點

圖5-13b.髖後伸的
終點

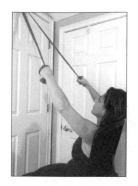

圖5-14a.高拉背肌的起始點

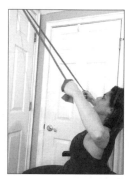

圖5-14b.高拉背肌的終點

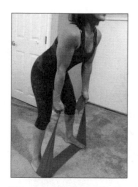

圖5-15a.後三角肌運動的起始點

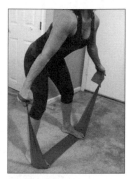

圖5-15b.後三角肌運動的終點

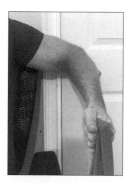

圖5-16a.外轉的起始點

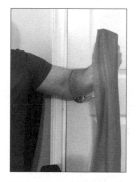

圖5-16b.外轉的終點

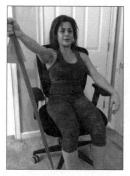

圖5-17a.下斜方肌運動的起始點

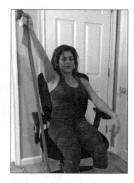

圖5-17b.下斜方肌運動的終點

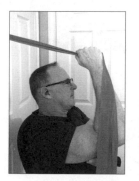

圖5-18a.三頭肌拉伸的起始點

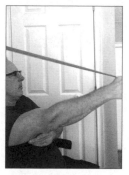

圖5-18b.三頭肌拉伸的終點

▶踝關節背屈：反向踏油門
目的：鍛鍊脛前肌
阻力來源：機器或彈力帶

腿擱在某個平面上，腳踝和腳板懸空，勾住阻力，用腳背的中段撐住阻力。然後把阻力固定在門和門框之間接近地板的位置。你人坐在椅子上，小腿用另一張椅子或腳凳支撐。重點是腳要高於固定在門上的彈力帶高度，讓彈力帶在運動中保持在腳背上。開始時，腳踝的角度大約是向前三十度；然後把腳踝勾向自己，大約勾到垂直後再十度。然後回到起始位置。

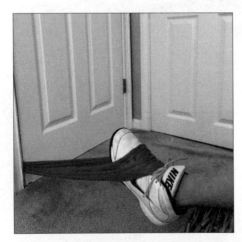 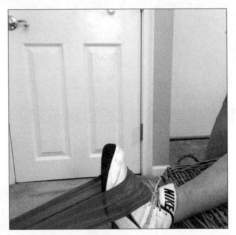

圖5-19a.踝關節背屈的起始點 　　　圖5-19b.踝關節背屈的終點

▶直腿硬舉：雙手沿大腿向下移動
目的：鍛鍊臀大肌和腿後肌群
阻力來源：啞鈴或彈力帶

從站姿開始，雙腳站得比肩膀寬一點，稍微外八。站直身子，膝蓋不要鎖死，臀部微微向後推。抓住大腿前方的阻力。以髖部為支點向前彎，背打直，視線看向前方，開始沿著雙腿放下阻力。注意膝蓋不要彎，動作是從髖部啟動。向下動作時，會感到重心移動到腳跟。當你開始感覺到大腿後側緊繃時，就慢慢挺直身子，回到起始位置。不用特別彎到哪個高度，只要向下彎到大腿後側緊繃就好。務必挺直你的背，不要圓背。圓背可能會拉傷背部，而且可能會彎得比背挺直的時候更低。向下彎的過程中，會感覺到重心向後移到腳跟上。整個運動過程中，務必把阻力來源緊緊拉向大腿。

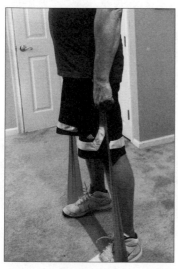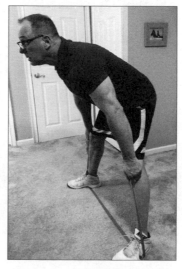

圖5-20a.直腿硬舉的起始點　　圖5-20b.直腿硬舉的終點

▶縫匠肌運動：一腳踏到另一腳後

目的：拉長縫匠肌
阻力來源：拉力訓練機或彈力帶

做這個運動時，務必扶著結實的支撐物來維持平衡。以站姿進行，把阻力固定在鍛鍊側的腳踝後方。開始動作時，鍛鍊側的腳掌微微內八。接著把鍛鍊側的腳收到支撐側的腳後方。把鍛鍊側的腳踩到另一腳後方的地板，然後再回到起始位置。使用的阻力大小務必適中，要可以容許鍛鍊側的腳挪到支撐側腳的後方。我們想用阻力來幫助拉長縫匠肌，但因為做這運動還必須顧及平衡，所以應當謹慎判斷阻力要多大比較剛好。支撐側的膝蓋不要鎖死，而鍛鍊側的膝蓋要打直。做這個運動時，儘量別讓骨盆轉動。整個過程中，肩膀和骨盆都應該朝前。

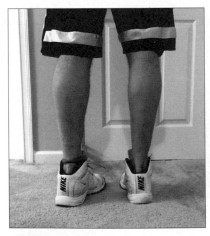

圖5-21a.縫匠肌運動的起始點

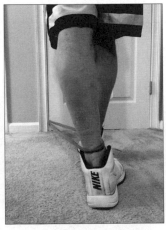

圖5-21b.縫匠肌運動的終點

▶足內翻：腳向內翻
目的：鍛鍊脛後肌
阻力來源：拉力訓練機或彈力帶

坐在椅子上，阻力來自鍛鍊側的腿外側（如果使用彈力帶或拉力繩，可以把阻力夾在門和門框之間靠近地板的高度）。把阻力固定在腳背。腳跟著地，腳板其他地方懸空。開始時，腳尖在腳踝外側，緩緩把腳尖向內拉，最後拉到腳踝內側。腳向內移動時，也會微微向上翻。然後回到起始位置。把手放在鍛鍊側的膝蓋側面，防止膝蓋移動。鍛鍊側的腿不應移動或旋轉，應該只有腳踝在動。

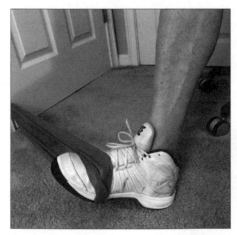
圖5-22a.足內翻的起始點

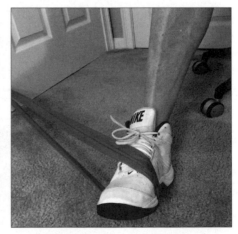
圖5-22b.足內翻的終點

第 6 章
旅行、通勤和各種體育活動

鞋子、細高跟鞋、運動鞋，如何穿鞋制痛！

　　多少女人聽過人家說：「千萬別穿高跟鞋，高跟鞋很不好。」我來告訴你一個新觀念：高興穿高跟鞋就穿吧，擁抱你所愛的風格，盡情展現你的美。話說回來，我還是有些但書，因為穿高跟鞋會改變支持體重的底面積，需要更多力氣站挺身子。假設你到了海邊想散走路，如果穿平底鞋走在沙地，走動起來不會有什麼問題。但假如你穿的是細跟高跟鞋走在沙地好了，會發生什麼事？你會走不動，因為鞋跟會不斷陷進沙子裡，讓你無法前進。

　　上述兩種情況有什麼不同呢？變的不是重力或你的體重，因為重力和體重都沒改變。變的是支持你體重的底面積。穿平底鞋的時候，體重分散到夠大的底面積上，所以沙子可以支撐你，讓你毫無困難地在沙地上移動。但穿細根的高跟鞋時，你的體重不再由整隻腳的底面積支撐，而是只支撐在鞋根末端。這麼一來，支撐你體重的面積大大縮小了。

　　如果踩的不是沙地，而是結實的地面呢？比方說人行道好

了。細跟高跟鞋讓作用力集中，但這股力量不會由你踩的地面吸收，而是向上傳到負責支持你的肌肉，所以你的肌肉會格外辛苦。穿高跟鞋會產生兩種額外的作用力：側向和前後。

側向的問題和臀中肌有關，必須鍛鍊臀中肌，才能應付穿高跟鞋的額外負擔或力量需求。臀中肌位於骨盆側面、髖關節上方。鍛鍊臀中肌的運動是**髖外展**。（見229頁的說明。）

重點是，不只要做運動，還要逐漸增加運動使用的阻力，讓肌肉變得更強壯。等到臀中肌夠強壯，就可以承受用小底面積維持平衡造成的負擔了，這樣一來，臀中肌便不會拉傷、引發疼痛，其他肌肉也不會過度代償臀中肌而拉傷。

現在我們來看看穿高跟鞋時的前後作用力問題。穿高跟鞋時，你的腳跟遠高過腳球，因此重心會往前移，可以說是迫使自己把體重挪到腳球上。如果突然要你停在這個姿勢，你顯然會往前倒，由此可見，有一股向前的負擔額外產生了，必須由身體後側的肌肉來吸收。可能是你的下背肌肉、腿後肌群或小腿肚。所以你穿高跟鞋的時候可能覺得自己下背痛、大腿後側緊繃，甚至小腿抽筋。這些症狀有時會等到一天結束之後才在夜間發生，讓你無法立刻判斷症狀的起因，感到困惑或焦慮。

告訴你一個好消息，如果症狀是作用力改變造成的，一定有解決辦法。只要訓練自己產生力量來對抗高跟鞋把你向前推的作用力就好了。如果你鍛鍊臀大肌（臀部）和腿後肌群（大腿後側），就能更有效地完成髖後伸的動作。髖後伸可以用軀幹和大

腿之間的關係來想像，髖後伸的時候，就像軀幹後側靠近大腿後側。因為穿高跟鞋的時候軀幹會向前傾，所以背部和大腿後側的角度會增加，產生的負擔可能導致背部或腿後側的肌肉拉傷。強化臀大肌和腿後肌群，有助於把軀幹拉向大腿後側，讓你站直身子，降低拉傷的風險。對應的運動是**腿後彎舉**、**髖後伸**和**直腿硬舉**。（見228、231和239頁的說明。）

　　再強調一次，重點不能光做運動，還要逐漸增加阻力，讓肌肉變強壯來支持你、消除掉任何額外的負擔。

　　好啦！這下子你有一個任何人都做得來的計畫，可以讓你隨心所欲地穿高跟鞋了。剛開始進行這個計畫時，建議在培養肌力的同時採取一些預防措施。例如，移動的時候儘量穿比較舒服、低跟的鞋子。如果你擔心穿了高跟鞋，夜裡會有疼痛的症狀，可以儘量在睡前做點伸展，並且設法讓勞累的肌肉在夜間保持溫暖。

　　除了高跟鞋，我對鞋子的一般原則是，只要鞋子整體而言支撐力不錯，款式就是個人的選擇。但我倒希望有個明理的鞋子糾察隊告訴愛穿夾腳拖的人：「這樣很糟糕，別再穿了。」這類鞋子的支撐力很差，在你從事承重活動的時候，對你的支撐基底沒什麼幫助。我們可以說，這類鞋子太不穩固，所以其實會削弱你的支撐基底。

　　然而，如果你還是選擇穿夾腳拖，要知道，因為不穩定而額外產生的作用力，必須由某個地方吸收，而所謂的某個地方就是

你的肌肉。支撐腳踝的所有肌肉（當然包括可憐的臀中肌）都會受到考驗。強化這些肌肉有助於分擔不穩定的鞋子造成的負擔，讓你就算長時間穿這種鞋子，也不會傷到肌肉、疼痛。要鍛鍊的腳踝肌肉是脛前肌和脛後肌，此外還有臀中肌。對應的運動是**踝關節背屈、足內翻**和**髖外展**。（見227、232和229頁的說明。）

別忘了，你選擇鞋子的每個決定都可能造成額外的作用力，而這些力需要靠適當的肌肉去承擔，以免當下或之後疼痛或拉傷。

有些人是扁平足，據說需要支撐力佳的特殊鞋子或矯正鞋墊，但我認為這種建議並不合理。足弓是由一系列的骨骼所構成，由肌肉來支撐、維持。骨頭是與生俱來，本身不會做任何事，唯有維持在正確位置和對位正確的情況下，才能提供支撐，而這要仰賴肌肉的幫忙。大家對足弓普遍有個誤解，以為足弓只靠腳部肌肉支撐，其實控制足弓的還有臀部的肌肉——臀中肌。

事情是這樣的：單腳站立和走路時，臀中肌會收縮，幫忙維持骨盆水平，讓你能平衡。如果臀中肌無力，不是站立的那條腿的骨盆就容易下傾。承重的位置原本應該在腳中央，這時會移到腳內側，使得足弓承受過大的力。支撐足弓的主要肌肉是脛前肌和脛後肌。足弓承受過大的力時，這些肌肉會承受負荷然後拉傷。一旦拉傷，足弓就會失去作用而塌陷。所以如果想恢復足弓的支撐力，關鍵就是鍛鍊臀中肌和脛前肌、脛後肌。對應的運動是**髖外展、踝關節背屈**和**足內翻**。（見229、227和232頁的說

明。）

　　比較有支撐力的鞋子或矯正鞋墊，能代替肌肉提供支撐。因此沒用到的肌肉會更加無力，削弱這些肌肉支撐足弓的能力，讓你的問題雪上加霜。

　　如果你腳底會痛，很可能是足底筋膜出了問題。足底筋膜是一片粗厚的結締組織，從腳球連向腳跟，原本的功能是幫忙支撐腳底（包括足弓）。一旦足弓的支撐力不再、腳變平的時候，腳球和腳跟的距離會拉長，足底筋膜便可能因承受壓力而發炎，發炎經常是導致足底筋膜連接腳跟的地方疼痛，疼痛也可能擴散到腳底各處。得重建足弓的支撐，才能解決這個狀況，方法是鍛鍊臀中肌、脛前肌和脛後肌。對應的運動是**髖外展、踝關節背屈**和**足內翻**。（見229、227和232頁的說明。）

　　說到鞋子，不論是綁鞋帶、用魔鬼氈或其他方式固定的鞋，只要有支撐力良好的鞋底，就沒什麼好挑剔的了。穿怎樣的鞋子是你的自由，不該因為會影響你的健康而受限。如果你的肌肉鍛鍊得很好，外在因素對身體健康的影響就小多了。

　　我家人有時會臨時起意要去哪裡遊玩，可能會遇上久站、越過崎嶇的地形或滑溜的路面，以及各式挑戰。我有時候會沒法穿到最適合的鞋子，來從事那個臨時想到要做的活動，不得不穿夾腳拖或其他不穩定的鞋子，但我夠強壯，因此能夠安然完成那些活動，不覺得疼痛，而且樂在其中。人總是難免會遇到沒準備好適合衣物或裝備的狀況，不過你具備的健康和體能永遠不離不

棄，能讓你在沒有萬全準備的狀況下，度過各種窘境。

　　一般來說，運動鞋是最舒適、支撐力最佳的鞋子。運動鞋的款式和功能五花八門。我整天都在治療患者，所以時常站著。我太太找到一款運動鞋，鞋跟踩起來像棉花糖，支撐力很好，鞋子又很輕。所以我站著、走動、跪著或從事一天中其他各種活動時，腳上負擔的重量比較小。我喜歡這款鞋，鞋子穿起來舒服，所以適合我。我認為，一個人適合哪種運動鞋，端看他們打算從事哪種活動而定。在我看來，舒適是判斷運動鞋好不好的首要條件。

　　時常有人問我，我覺得一般運動鞋好，還是高筒運動鞋好。這其實還是要看你準備從事哪種活動。如果活動很劇烈，會有突然的動作，那麼能加強支撐腳踝的鞋子就可能很適合。雖然高筒運動鞋無法防止腳踝扭傷，但如果有被踩或受傷的風險，高筒運動鞋確實能降低傷害的嚴重程度。我舉重時喜歡高筒鞋支撐腳踝的感覺，也許只是心理安慰，但只要高筒鞋能讓我舉得更好，我就沒意見。雖然如此，還是別忘了，怎樣的運動鞋都比不上強壯、平衡的肌肉對腳踝和足弓的支撐效果。

跑者請注意

　　很多人喜愛跑步。跑步讓你看向自己的內心，讓你挑戰自己的極限。許多人聽過「跑者的愉悅感」（runner's high）。什麼都比不上腎上腺素飆升能讓你客觀地看待事情，自信地相信事情如你所願。

　　不幸的是，很多人的跑步技巧不當，跑到渾身疼痛。跑步和其他活動一樣，都會用到多個肌肉群，而參與活動的所有肌肉都必須強壯、平衡。也就是說，如果從事某個活動會用到十塊肌肉，那十塊肌肉都必須強壯、和它們的拮抗肌維持平衡。如果只有九塊肌肉強壯平衡、一塊無力，那這九塊肌肉就必須替無力的肌肉承擔額外的負擔。

　　現在你已經知道，肌肉不是設計來承受原本不該承受的負擔，所以那些肌肉早晚會垮掉，產生不良症狀。你的身體和大腦都希望你是快樂的，如果跑步讓你快樂，你的身體和大腦就會認為應該想辦法代償失衡的狀況，讓你能繼續跑步。你跑步姿勢的變化可能小得甚至連自己都沒意識到，但肌肉功能的變化累積到一個程度，你可能就會覺得跑步太難受了。這時，有些醫生可能告訴你，別跑步就好了。但其實沒必要停止做你愛做的事。我的建議反而是要你維持肌肉強壯，預防肌肉被迫代償或必須改變動作。單一肌肉的肌力訓練能讓你用正確的技巧跑步，不會產生症狀。

　　跑者最典型的疼痛好發於下背部、髖部、臀部、鼠蹊部、膝蓋附近、小腿肚和腳脛區、腳踝區與腳部。我在我治療的所有患者身上，都找到一些造成症狀的肌肉無力、失衡情形。而這些患者經過短短幾星期的鍛鍊，就能繼續跑步，而且跑得更輕鬆、更樂在其中。

　　跑者跑步時要想好好跑、不產生症狀，首先要處理的是臀中肌。

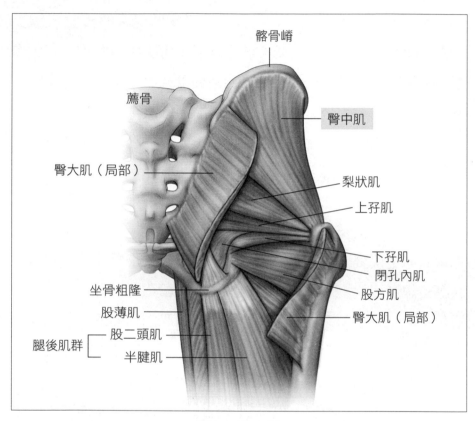

圖6-1.臀中肌

　　你應該知道，臀中肌位在骨盆側面、髖關節上方，負責穩定和平衡，尤其是單腿站立的時候。跑步比較具有挑戰性的原因是，隨時雙腿都可能會是騰空的。當一腳踏到地上時，身體必須吸收的作用力是體重的三倍半，每次你跑步，就會發生數千次這種狀況。此時，臀中肌扮演避震器的角色。腳從地上提起時，那腿的重量會拉扯髖關節連接處。臀中肌會收縮，控制這股力量，直到腳放回地上。可以說，臀中肌是讓腳用控制中的力道踏向地

上，而不是在體重猛烈壓向那腿時，容許一股突然的作用力產生。想鍛鍊臀中肌，可以做**髖外展運動**。（見229頁的說明）

　　看傑出選手跑步時，你時常會看到他們的耳朵位在髖部正上方，表示他們的軀幹是完全挺直的。這是讓你最有力、肌肉輸出最大化的關鍵，因為軀幹完全挺直的時候，骨架最能抵消重力施加在軀幹上的作用力，這時軀幹的重量由骨架而不是肌肉掌控。然而，一般跑者在跑步時，多少都是呈現髖屈曲的姿勢。

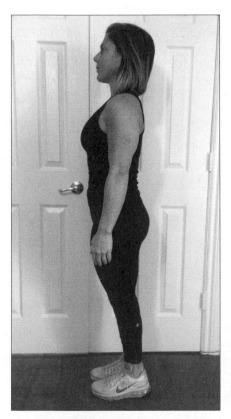

圖6-2a.正常站姿

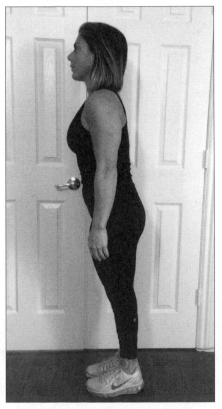

圖6-2b.髖屈曲的站姿

　　事實上，他們這樣是有控制地向前倒。對大部分人而言，在這種髖屈曲的姿勢下，骨架無法支撐軀幹，必須靠下背部的肌肉支撐，可能因而導致下背部拉傷、疼痛。

　　如果這個姿勢這麼糟，那為什麼大多數的跑者會這樣跑呢？答案是，跑步這類活動會造成肌肉失衡。由於跑步是在向前移動，骨盆前側和大腿前側的肌肉（尤其是髖屈肌群和股四頭肌群）必須努力產生跑步的動作。這些肌肉的使用程度超過它們的拮抗肌肉（臀大肌和的腿後肌群），因此會有縮短的傾向。由於髖屈肌群連接腰椎，而股四頭肌群連接骨盆前側，因此這兩種肌肉縮短時，軀幹會被向前拉成髖屈曲的姿勢。這代表有過多的負擔產生，而下背部的肌肉首當其衝。有些人的髖屈肌群可能縮短到有種背被拉向腹部的感覺，可能造成痙攣，引發集中的下背劇痛。

　　如果遇到這種情況，你的自然反應可能是考慮停止跑步。如果去就醫，診斷出任何結構變異（例如椎間盤突出、脊椎狹窄或神經壓迫），醫生也會建議別再跑了。但你的命運未必需要如此。解決這個問題的關鍵，是強化髖屈肌群和股四頭肌群的拮抗肌，也就是臀大肌和腿後肌群。鍛鍊這些肌肉要做**腿後彎舉**、**髖後伸**和**直腿硬舉**。讓拮抗肌平衡回來的同時，也要維持髖屈肌群和股四頭肌群的長度，那就練**髖屈肌群和股四頭肌伸展**。（見228、231、239、243和247頁的說明。）

　　由於臀中肌在跑步時扮演了要角，另一些肌肉也可能受到牽

連，導致其他部位的症狀。梨狀肌是位於臀部的肌肉，位在臀中肌旁邊。如果臀中肌拉傷，梨狀肌會試圖代償、幫忙。由於梨狀肌不那麼適合維持穩定和平衡，因此也會拉傷，導致臀部疼痛。只要鍛鍊臀中肌和協同作用的肌肉——腿後肌群和臀大肌，就能避免這種狀況。對應的運動是**髖外展、髖後伸、腿後彎舉**和**直腿硬舉**。（見229、231、228和239頁的說明。）

　　梨狀肌如果拉傷太嚴重，可能會變厚而阻礙坐骨神經，導致坐骨神經的症狀從臀部沿著腿向下延伸到腳。要解決這種狀況，就要鍛鍊臀中肌、股四頭肌群、臀大肌和脛前肌。對應的運動包括**髖外展、膝伸直、髖後伸**和**踝關節背屈**。一旦症狀只集中在臀部，不再沿著腿向下延伸，就做**髖外展、髖後伸、腿後彎舉**和**直腿硬舉**。（見229、233、231、227頁的說明，之後改看229、231、228和239頁的說明。）

　　另一種和跑步有關的常見疼痛是膝蓋痛。膝蓋疼痛常被認為是跑步帶來的衝擊和額外的作用力引發骨關節炎的結果。然而，以我的經驗來看，原因大多是股四頭肌群（大腿前側）和腿後肌群（大腿後側）肌肉失衡的結果。跑步時，股四頭肌群很辛苦，加上用髖屈曲的姿勢跑步，就會讓股四頭肌群負擔過度，縮得比平常更短。由於股四頭肌群以肌腱連接膝蓋骨，股四頭肌群縮短可能對膝蓋骨產生一股過大的上提力量，導致彎曲或伸直膝蓋時，膝蓋骨在膝關節中受到過度擠壓，引發膝關節疼痛。要解決這個問題，就要伸展股四頭肌群、鍛鍊腿後肌群和臀大肌。對

應的運動是**股四頭肌伸展、腿後彎舉、髖後伸**和**直腿硬舉**。（見247、228、231和239頁的說明。）

　　膝蓋痛的另一個常見原因可以追溯到拉傷的臀中肌。如果臀中肌拉傷，闊筋膜張肌和髂脛束可能試圖代償而拉傷，髂脛束會因此縮短。由於髂脛束連接到膝蓋骨外側，會側向拉動膝蓋骨，使膝蓋骨磨擦到膝關節邊緣，引發疼痛。如果你發現膝蓋疼痛側那腿的腳踝很難放在另一腿的膝蓋上，問題就很可能出在髂脛束縮短。想解決這個問題，就要鍛鍊臀中肌、股四頭肌群、臀大肌和脛前肌。對應的運動是**髂脛束伸展、髖外展、膝伸直、髖後伸**和**踝關節背屈**。（見244、229、242、231和227頁的說明。）

　　有些人可能因為跑步而鼠蹊部疼痛，這又和臀中肌拉傷有關了。如果臀中肌拉傷，就很難在單腿站立時保持骨盆水平，因此骨盆會朝站立的那條腿對側傾斜，使得站立腿的內側肌肉縮短。肌肉縮短之後，就無法產生最大力量，可能拉傷，這塊出問題的肌肉就是縫匠肌。疼痛會從骨盆前側的外圍蔓延到鼠蹊部，並且向下延伸到膝蓋內側。解決辦法是用**髖外展、髖後伸、膝伸直**來鍛鍊臀中肌、臀大肌和股四頭肌群，並且做**縫匠肌運動**來拉長縫匠肌。（見229、231、233和236頁的說明。）

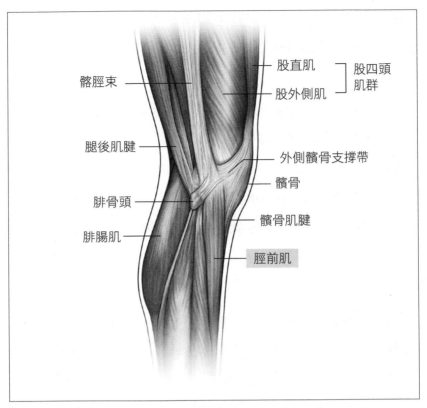

髂脛束

股直肌
股外側肌　股四頭肌群

腿後肌腱

外側髕骨支撐帶
髕骨

腓骨頭

髕骨肌腱

腓腸肌

脛前肌

圖6-3.脛前肌

　　許多跑者會有脛骨痛的問題，這和脛前肌發炎有關。脛前肌沿著脛骨（小腿骨）的側面分布。

　　大家常用前傾（髖屈曲）的姿勢跑步，但這姿勢會造成身體重心靠向臀部前方，形成一個必須被推向前的負擔。脛前肌負責抬起腳板，之後腳會向前盪，跨出下一步。多了這個負擔阻礙，會迫使脛前肌比正常情況更賣力工作，於是拉傷而引發脛前的外

側疼痛。人們產生這些症狀時，常認為是跑鞋的問題。其實只要矯正脛前肌承受的額外壓力，症狀就可能解除。想消除症狀，就要鍛鍊臀大肌、臀中肌、腿後肌群和脛前肌。對應的運動是**髖外展、髖後伸、腿後彎舉、直腿硬舉和踝關節背屈**。（見229、231、228、239和227頁的說明。）

這種不良跑步技巧也可能讓腳球承受的壓力劇增。腳球負擔過大，可能讓足底筋膜承受更大的壓力。前面提過，足底筋膜是一片粗厚的結締組織，從腳球延伸到腳跟。如果腳球承受過大的負擔，腳球可能和腳跟分開或拉開，導致足底筋膜承受破壞性的壓力，使腳底或足底筋膜連接腳跟的位置疼痛。要解決這個問題，需要鍛鍊臀大肌、臀中肌、腿後肌群和脛前肌、脛後肌。對應的運動包括**髖後伸、髖外展、腿後彎舉、直腿硬舉、踝關節背屈和足內翻**。（見231、229、228、239、227和232頁的說明。）

以上是跑步可能引發疼痛的各種部位。罪魁禍首通常是不良的跑步技巧、肌力不足或肌肉失衡。不過，你只要做正確的運動就能解決症狀的成因、繼續跑步。

多走路沒事，沒事多走路？

你可能注意到，我對醫療機構普遍要病人走路的不智囑咐很有意見。就連你走路會痛，他們還是很可能叫你必須繼續走。我有些患者換了髖關節或膝關節，甚至做脊椎融合手術，醫生還是說他們要走路，才能恢復功能。大部分這些患者其實並沒有恢

復功能，最後演變成需要輔具幫忙，而且手術前的疼痛並沒有消除。

　　一概推崇把走路當成運動，極為短視近利。大部分的人除非有做恰當的肌力訓練，否則都有肌肉無力或失衡的情形。要這些人經常走路，其實反而害他們產生症狀，失去行動力，所有活動都需要多個肌群才能進行，為了避免這些活動導致症狀和功能障礙，一開始應該做針對性的肌力訓練，等到肌肉強壯、平衡的時候，就能安全有效率地從事任何活動了。

　　至於心肺運動，走路確實有這種效果。但肌力訓練也算心肺運動。做肌力訓練時，肌肉收縮而使乳酸形成，可能使血液的pH值變酸。身體不希望這樣，所以心臟會把更多血液送到肌肉，把乳酸帶到肝臟移除。於是心臟會跳動得更快、更用力。這種機制和走路、游泳或其他「心肺」運動一樣能強化心臟。做肌力訓練的人，即使做的是最基本的肌力訓練，也會感覺到他們在運動時心臟跳得更賣力。

　　走路的另一個問題是不會用到手臂。走路不會讓你的手臂強壯到能做園藝、收盤子或做其他要靠手臂的活動。即使你邊走邊揮舞手臂，手臂也不會變強壯。想讓肌肉變強壯，只有讓肌肉適應愈來愈強的阻力，而這就是做亞斯診療法運動的核心原則。

無痛旅行

　　有些人為了享受而旅行，有些人則是為了工作需要而旅行，

但如果你沒為旅行時產生的負擔做好準備，可能很危險。想一下，你來到機場櫃檯，要把袋子放到行李秤上看看是否超過限重二十三公斤。你可能沒有好好鍛鍊肩膀、肩胛和手臂的肌肉，所以微微後仰，試圖啟動下背肌肉，結果，嘩！——你的背拉到了，這下子這趟旅程更困難了。

再來看看這個情境：你上了飛機，現在要把隨身行李放進上方的置物空間。那個行李裡塞了你飛行中會用到的所有東西，沉重得很。你恐怕沒有好好鍛鍊自己，你把行李舉到頭上時，感到肩膀啪一聲，發現自己拉傷了旋轉肌。希望你在這趟旅程裡，沒打算用那隻手臂做什麼事。

或者你要搭飛機飛往另一塊大陸，要飛好幾個小時。你擠在狹小的座位裡，因為不想打擾到其他人，所以儘可能一直坐在位子上，沒站起來在機艙裡走動走動。突然間，你的髖屈肌群痙攣，導致集中在腰椎處的強烈背痛。

然後，在行李提領處當然還有機場的最後一硬仗。你看到自己的拖運行李了，行李重量幾乎達到二十三公斤的上限。行李朝你而來，你必須設法鑽過同樣正在拿行李的其他人，找到一個好位子，然後試圖在行李持續移動時，把它立起來一點，然後用一手抓著，猛然使盡全力把行李抬出輸送帶邊緣。輸送帶只有八到十公分高，感覺起來卻有六十公分那麼高。你用身體一側承受所有的負擔，試圖把行李放到地上，結果臀部傳來劇烈的疼痛。你很難站著，不得不坐下來。

　　你還沒離開機場，就有機會發生這些慘劇了。現在想想，你來到出租車那裡之後，還得把這些行李搬進後車廂。到了旅館，來到房間，發現他們提供了我眼中最古怪的輔助工具——折疊式的行李架。行李架大約一公斤，材質似乎是飛機木，用一些塑膠帶子固定，這東西能在你把將近二十三公斤的行李搬上去的時候，維持不動如山嗎？

　　難怪人們大多覺得旅行過程是一趟旅程中最困難的部分，不是嗎？我百分之百同意。那麼該怎麼解決這些情況，該怎麼避免呢？答案還是一樣——為了活動所需的力量需求，鍛鍊好自己。旅行中有上半身、背和下半身的需求，我會分別介紹。

・上半身

　　面對現實吧：你會需要背負很多沉重的東西。有時候，你得把東西從地上抬到腰際以下的高度，有時則是要抬到頭上。重點是，手臂和抬起的東西都要靠肩膀和肩胛骨的肌肉來支撐。即使你是靠著彎曲手肘，用上臂前側的二頭肌來抬東西，但由於二頭肌頂端會連接到肩胛骨，所以二頭肌的功能強弱，其實還得看肩胛骨固定向胸廓的情況好不好來決定。

　　肩關節是上臂骨固定到肩胛骨末端內的地方。肩胛骨必須固定到胸廓上，手臂才能發揮正常功能。

　　這個功能並不是由關節囊或韌帶負責；負責正常肩膀與肩胛骨功能的兩大肌肉是中斜方肌和菱形肌（它們是肩胛間肌肉），

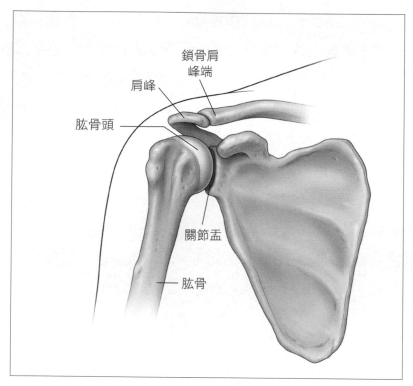

圖6-4.肩關節

以及下斜方肌。肩胛間的肌肉把肩胛骨固定到脊椎，讓脊椎和肩胛骨維持最適距離，這樣一來，從脊椎連接到肩胛骨的所有肌肉都可以維持在最適長度，產生最大肌力。很多人的胸肌（胸膛的肌肉，是肩胛間肌肉的拮抗肌）變得遠比較強壯，可能把肩膀向前拉，使肩胛骨遠離脊椎。這種情況可能導致肌肉疲乏、疼痛。

在我看，和肩膀與肩胛骨功能有關的諸多肌肉中，下斜方肌堪稱是隱藏版的寶藏。下斜方肌連接肩胛骨，延伸到下胸椎，責

在肩膀抬起來的時候，將肩胛骨沿脊椎兩側向下拉，藉此幫助其他肌肉移動肩關節內的肱骨，將手臂舉起。如果下斜方肌無力，參與肩膀功能的其他肌肉就可能拉傷，引發疼痛。

　　肱骨頭接在肩關節內，旋轉肌這個肌群就包在肱骨頭周圍。旋轉肌很重要，有了它，人在抬起手臂時，肱骨頭才不會升到肩關節頂部。

　　後三角肌是很重要的肌肉，必須平衡前三角肌的力量；前三角肌位於肩膀前側，容易把肩關節裡的肱骨頭向前拉，可能導致肩膀對位不良而疼痛。必須鍛鍊後三角肌，才能和前三角肌的力量抗衡。

　　最後，三頭肌（上臂後側）連接肩關節後側的部分也要鍛鍊一下，預防二頭肌（位於上臂前側，也連接到肩關節）把肱骨頭向前拉，導致對位不良與疼痛。

　　你應該明白，有很多肌肉參與把肩胛骨固定到胸廓的工作，以及支撐肩關節正常功能的任務。肩關節的功能有賴那些肌肉穩定、好好地移動肩胛骨。多虧了這個區域，手臂才得以支撐我們拿著或移動的東西，包括手臂本身。

　　為了因應旅行途中會遇到的種種力量需求，要鍛鍊肩胛間肌肉、下斜方肌、旋轉肌、後三角肌和三頭肌。對應的運動是**用拉桿訓練高拉背肌、下斜方肌運動、外轉運動、後三角肌運動和三頭肌拉伸**。（見220、221、218、222和224頁的說明。）

　　另一個要點是，肩膀／肩胛骨肌肉和頸部之間的關係。頸部

和上斜方肌區域疼痛的時候，大家自動覺得那和頸椎有關。其實頸椎連接到肩膀和肩胛骨的區域。上斜方肌區域其實有兩大肌群──上斜方肌和提肩胛肌。前面提過，提肩胛肌的意思是指「提起肩胛骨」，因為這個肌肉雖然上端連接到上頸椎，但也連接到肩胛骨，在肩膀功能扮演主要的角色。

　　長時間坐著（例如搭飛機），可能出現與肩膀肌肉失衡有關的姿勢改變，導致頸部疼痛。胸肌（胸膛）、前三角肌（肩膀）和二頭肌容易變得遠比肩胛骨間肌肉、後三角肌和三頭肌強壯。肩膀可能因此被向前拉，導致上背駝背。這種姿勢會使肩胛骨遠離脊椎。支撐頭的肌肉從肩胛骨連接到上頸椎，這時會因此過度延伸，無法產生力量。慢慢地，頭會逐漸更向前傾，稱為「頭前傾姿勢」。理想姿勢會讓後腦勺接觸到椅背，頭部由椅背支撐。不良姿勢辦不到，因而產生的負擔必須由支撐頭的肌肉來吸收。久而久之，這些操勞的肌肉會導致脖子、上背或背部中段疼痛。

　　暫時的解決辦法是買個頸枕。甜甜圈形的枕頭有助於填滿後腦勺和上背之間的空隙，讓你在坐著的時候，頭雖然稍稍前傾也可以有支撐。另一個辦法是把座椅向後倒。大部分的飛機至少都允許椅背稍稍後傾。一旦椅背向後傾，重力就會讓頭往後靠，支撐在椅背上。這樣還是可能有點不舒服，因為如果頭前傾的姿勢太嚴重，你可能會覺得必須仰頭才能靠在椅背上。如果你有使用輔具，頸部的支撐加上椅背後傾，最有助於處理這個問題。另一個暫時辦法是伸展胸肌。這樣能拉長胸肌，而胸肌正是主要會縮

短而導致上背駝背姿勢的肌肉。伸展胸肌就能讓後腦勺更接近你上背部的正上方，你的頭就比較容易可以靠到椅背上。

　　長久解決這問題的方法，則是讓胸肌、前三角肌、二頭肌平衡於肩胛骨間肌肉、後三角肌、三頭肌。這樣能矯正姿勢改變，讓後腦勺處在上背部的正上方。這麼一來，坐著的時候，後腦勺和上背部都能靠在椅背上，頭輕鬆得到了支撐，肌肉就不會過度使用而疼痛了。需要鍛鍊的肌肉包括肩胛間肌肉、後三角肌、下斜方肌、旋轉肌和三頭肌。對應的運動包括用拉桿訓練高拉背肌、後三角肌運動、下斜方肌運動、外轉運動和三頭肌拉伸。（見220、222、221、218、和224頁的說明。）

　　別忘了，參與肩膀功能的肌肉也附著在脊椎上，從上頸椎一路到靠近胸廓底部的下胸椎都有。坐著感覺到的疼痛通常都和肌肉失衡有關，可以用這個運動法處理。

・背部

　　旅行產生的相關力量負擔，可能嚴重影響下背部區域。拖著行李箱走動的時候，下背顯然會產生一股負擔，必須由下背肌肉承擔。從地上抬起行李到腰際高度或高過頭部時，下背肌肉的負擔很大。不過對下背最危險的動作其實看似幾乎沒做什麼——也就是坐著。

　　我為了亞斯診療法而重新架構了運用肌肉的思維，以及肌肉拉傷、疼痛的可能原因。在大部分人眼中，做事或活動才會需要

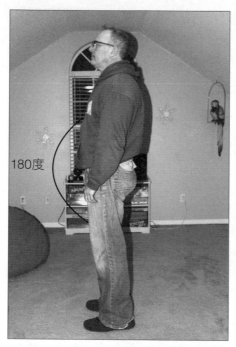
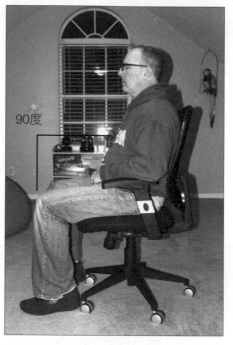

圖6-5a.站立時軀幹和大腿的角度　圖6-5b.坐姿軀幹和大腿的角度

產生動作，但我想改變這種觀念。我希望，把所有需要改變姿勢而使肌肉維持在非最適長度的活動，不論時間長短，都當成是在做事或從事某活動。因此，坐著也算是一種活動。許多人發覺，坐著是下背痛的一大主因，這是因為從站姿變成坐姿時，從髖關節連接到腰椎的肌肉（髖屈肌群）長度會大幅改變。站直身子時，髖屈肌群處於最適長度，這稱為髖關節的中立位置，此時大腿在軀幹的正下方。現在想想，當你坐著的時候，軀幹和大腿呈怎樣的角度。這個角度變小了，表示大腿更靠近軀幹。軀幹和大腿的角度變成大約九十度，是站姿的一半。這個比較小的角度會

使髖屈肌群大幅縮短。

　　髖屈肌群主要的拮抗肌是臀大肌，如果臀大肌沒提供對向的力，髖屈肌群就可能大幅縮短。你的背會感覺被拉進腹部。髖屈肌群連接到腰椎，因此導致下背凹陷。髖屈肌群甚至可能痙攣，導致下背部劇痛，痛楚集中在脊椎附近。這是在飛機上坐很久之後下背痛的主要原因。有些人不用坐多久就開始痛了。

　　這個問題可以採用一些暫時和長久的辦法來處理。一個暫時辦法是在飛行途中時不時站起來，讓髖屈肌群在站立時恢復正常的長度，防止髖屈肌群進一步縮短而引發疼痛。另一個選擇是，找個地方（可能是走道或機艙後方）做髖屈肌群伸展，基本上是單邊膝蓋跪著做伸展，這樣能暫時延長髖屈肌群，有助於緩解下背痛。長久的解決辦法則是鍛鍊臀大肌和腿後肌群。臀大肌和腿後肌群屬於髖伸肌群，是髖屈肌群的拮抗肌，只要髖伸肌群夠強壯，就能預防髖屈肌群縮短到拉傷、引發疼痛，久坐也不怕。要做的運動包括**髖屈肌群伸展**、**腿後彎舉**、**髖後伸**和**直腿硬舉**。（見243、228、231和239頁的說明。）

・下半身

　　飛行途中，在飛機上長時間坐著的最大阻礙通常是膝蓋痛，而膝蓋痛和髖屈肌群縮短的問題有關。以這個狀況而言，出問題的肌肉是股四頭肌群（位於大腿前側），這個肌群從骨盆一路延伸到膝蓋。

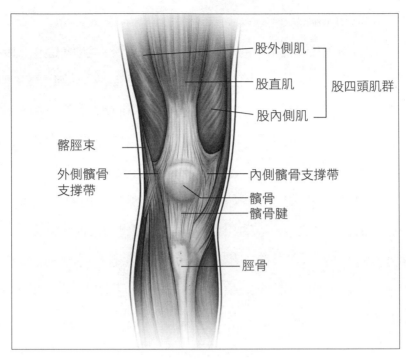

圖6-6.股四頭肌群

　　我們把站立時的肌肉視為處在自然長度，坐下時，膝蓋大約彎到九十度，這時股四頭肌群可能過度伸展。由於股四頭肌群藉著肌腱連接到膝蓋骨，而附著於膝關節，另一個肌腱連接小腿骨（脛骨），因此股四頭肌群縮短可能導致膝蓋彎曲時，膝蓋骨在膝關節中受到更大的擠壓。加重的擠壓可能導致膝關節發炎、疼痛。有時候，坐著的時候不會痛，要等到你想站起來的時候才感覺疼痛。其實膝蓋痛是由於股四頭肌群和腿後肌群（大腿後方）肌肉失衡，使得股四頭肌群過度縮短，膝蓋骨在膝關節中過度受到了擠壓。

　　有個暫時的解決辦法是，在飛行途中時不時站起來，預防膝蓋骨在膝關節中受到過度擠壓。另一種暫時解決辦法是站起來，找個方便的地方做股四頭肌伸展。大多數的人可以站著伸展，有助於延長股四頭肌群，預防股四頭肌群縮短，導致膝蓋骨和膝關節壓擠。長久的解決辦法則是伸展股四頭肌群，並且鍛鍊股四頭肌群的拮抗肌肉，這樣會有助於預防股四頭肌群縮短，如此一來，膝蓋骨也就不會再被壓迫到了。要鍛鍊的肌肉是腿後肌群和臀大肌。對應的運動是**腿後彎舉**、**髖後伸**和**直腿硬舉**，以及**股四頭肌伸展**。（見228、231、239和247頁的說明。）

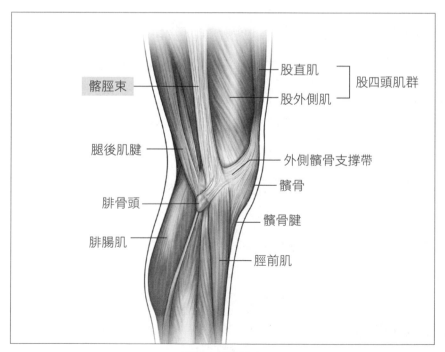

圖6-7.髂脛束

　　飛行途中久坐可能造成的另一大問題是大腿側面疼痛。髂脛束這條結締組織從骨盆延伸到膝蓋側面，大腿側面疼痛就是髂脛束增厚造成的。

　　人在做負重活動時，髂脛束和它上端的一小塊肌肉（名為闊筋膜張肌）會參與提供身體支撐和穩定，尤其是單腿站立的時候。主要負責這些任務的肌肉是臀中肌，位在髖關節上方、骨盆側面。臀中肌拉傷時，其他肌肉會試圖代償，但可能也拉傷。髂脛束拉傷之後可能縮短，由於它主要連接到膝蓋後方，因此在膝蓋彎曲時也會縮短。髂脛束拉傷的話，就會大幅縮短，引發大腿側面疼痛。

　　要處理這個問題，首要的暫時辦法是，在飛行期間時不時爬起來站一站或走動，這樣有助於讓髂脛束維持在比較伸長的狀態，預防髂脛束縮短到引發疼痛的地步。另一個暫時辦法是伸展髂脛束。這種伸展可以坐著進行。問題是，飛機上的座位很擠，所以你要做伸展，恐怕得先徵求鄰座乘客的同意。最後是長久的辦法——鍛鍊導致髂脛束拉傷、縮短的肌肉。需要鍛鍊的肌肉包括臀中肌、股四頭肌群和臀大肌。對應的運動是**髖外展、膝伸直、髖後伸和髂脛束伸展**。（見229、233、231和244頁的說明。）

開車與疼痛

　　開車通勤是許多人的日常。不論是上班、上學，或是為家

裡跑腿，開車都是從甲地前往乙地的一種方式。如果你住在大城市，通車就可能是你日常生活的一部分。即使你住在鄉下，你必須移動的距離也可能讓你在車裡坐上很長一段時間。坐著開車的姿勢可能改變肌肉的長度，甚至導致這些肌肉拉傷、引發疼痛。你現在應該知道，肌肉可能因為維持在很短或很長的長度而拉傷。我覺得大家時常沒意識到，雖然你坐著開車，但你仍然必須支撐自己的軀幹、手臂和頭的重量。大多數人的負擔都由肌肉承擔，因為他們不知道可以用調整椅背和座椅，來幫助吸收這些作用力，或讓手臂處於最佳位置。伸出的腿（尤其是右腿）也必須有支撐。之後的小節會介紹一些技巧，可以讓你比較不會因為頸部、手臂、背部和腿部肌肉過度延伸或拉長而導致疼痛。

・頸部

　　椅背最適合的位置是微微後傾；我建議大約後傾十度。很多人容易有圓肩和頭前傾的姿勢，所以坐在椅子上時，即使上背部碰到椅背，後腦勺也還是往前伸，這會產生一個要支撐頭部的負擔，而這個負擔必須由肌肉（也就是提肩胛肌）來支撐，提肩胛肌可能拉傷，引發頸部和上斜方肌區域疼痛。

　　如果座位微微向後傾，身體的中線就會移到垂直位置後方，這樣一來，體重（包括頭的重量）便能由椅背來支撐，預防肌肉工作得太辛苦。

　　長久的解決辦法則是消除胸肌（胸膛）、前三角肌、二頭肌

和肩胛骨間肌肉、後三角肌、三頭肌之間的肌肉失衡。對應的運動是用拉桿訓練高拉背肌、下斜方肌運動、外轉運動和三頭肌拉伸。（見220、221、218和224頁的說明。）

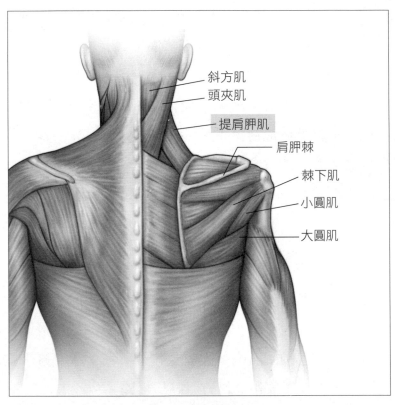

斜方肌
頭夾肌
提肩胛肌
肩胛棘
棘下肌
小圓肌
大圓肌

圖6-8.提肩胛肌

‧手臂

　　一般人從來不會去想，手臂位置正不正確有什麼重要，因此抓著方向盤時，手通常完全打直。但他們沒想到，手臂是由肩關節，也就是肩胛骨支撐的，因此也是由軀幹來支撐。開車時，雖然你的軀幹由椅背支撐，但肩胛骨和手臂其實完全沒有支撐。於是必須有東西承受這個負擔，而負責承受的就是你的肌肉。參與支撐肩胛骨和手臂的肌肉有提肩胛肌（連接到上頸椎）和菱形肌與中斜方肌（連接到肩胛骨之間的胸椎），以及下斜方肌（從下胸椎一路延伸到胸廓底部）。所以嚴格來說，開車時讓你肩胛骨和手臂的重量自由下垂，就可能拉傷脖子上部一路經過背部中段到胸廓底部的肌肉，引發疼痛。

　　重量有個很重要的特點──它離支撐點愈遠，產生的作用力愈大。物理學愛好者請注意，這裡用到的是力矩的公式──力矩等於作用力乘以力臂。為什麼力矩對開車那麼重要？因為力矩告訴我們，如果你抓住方向盤時手臂完全打直，就是讓肩胛骨和手臂的重量遠離和軀幹的連接處，增加肩胛骨連接到脊椎的肌肉所要支撐的負擔。如果長時間維持這種動作（例如長途開車），這種負擔就會拉傷這些肌肉，造成疼痛。

　　手臂伸向身體前方時，另一個在肩關節參與支撐手臂的關鍵肌肉是旋轉肌。這個肌群讓肱骨維持在肩關節內，幫忙肱骨頭（肱骨頂端）和肩關節頂端維持適當距離。有些肌腱必須有這個空間，才能活動自如，不會受到肱骨頭阻礙。如果手臂向前舉

時，旋轉肌因為必須支撐肩關節中肱骨的重量而拉傷，就可能無法維持這個空間，使得二頭肌肌腱受到壓迫，導致肩關節前側疼痛。我治療過無數因為旋轉肌拉傷，而壓迫到肩關節中二頭肌肌腱的患者。一開車，肩膀前側就痛，這是一個關鍵指標，表示問題出在這裡。

你的身體離方向盤愈遠，你的手肘就得抬得愈高。如果你為了搆到方向盤，手臂幾乎完全伸直，手肘就會幾乎和肩膀一樣高。在這個姿勢，旋轉肌必須花最大的力量避免肱骨頭上升、壓迫到二頭肌肌腱。而且在這個姿勢，肩胛骨和手臂的重量離軀幹最遠，使得把肩胛骨連接到脊椎的肌肉需要最費力。這顯然是開車時手臂最糟糕的姿勢。

有個辦法可以暫時預防支撐手臂的肌肉在開車時拉傷，那就是，把椅背調到手肘能放在肩膀下方的位置。對大部分的人而言，這和自己習慣的椅背位置非常不同。如果你的車子有扶手，務必用扶手支撐手肘，讓你手臂的重量完全脫離力矩公式，支撐手臂的肌肉就不容易拉傷了。

如果這樣聽起來太不舒服，你想在握方向盤時手臂伸長一點，那我強烈建議時不時換手開車，讓每隻手臂的重量有段時間得到支撐、有機會休息。

想要開車時手臂輕鬆，長久解決之道是鍛鍊和支撐肩胛骨有關的肌肉與旋轉肌。要鍛鍊的肌肉包括肩胛骨之間的肌肉、後三角肌、旋轉肌、下斜方肌和三頭肌。對應的運動包括**用拉桿訓練**

高拉背肌、後三角肌運動、外轉運動、下斜方肌運動和三頭肌拉
伸。（見220、222、218、221和224頁的說明。）

・背部

　　相信很多人都害怕長途開車，因為他們會背痛。有些人光是
短程開車就足以導致劇痛了。就像搭飛機一樣，大部分駕駛背痛
的原因是髖屈肌群縮短了。髖屈肌群是從腰椎延伸到髖關節的肌
群。如果髖屈肌群和它的拮抗肌（臀大肌）失衡，髖屈肌群就可
能縮短，引發強烈的下背痛，疼痛集中在腰椎處，而且下背部會
有種過度凹陷的感覺。一般人最常聽到的建議是找個東西支撐腰
部，填滿你下背和椅背之間的空隙，但這根本沒用。其實你有更
好的解決辦法。

　　椅背維持後傾十度左右，就能保護頸部，幫忙支撐頸子，讓
你的肌肉不用那麼辛苦。而且這姿勢對髖屈肌群非常好。完全挺
直的姿勢會讓軀幹和大腿之間呈大約九十度，大腿在軀幹正下方
時（例如站立時），髖屈肌群處於最適長度。坐著或開車時，如
果讓椅背完全打直，使軀幹和大腿呈九十度角，髖屈肌群就會過
度縮短。如果長時間維持這個姿勢，髖屈肌群容易進一步縮短，
產生張力，而背部會覺得好像被拉進腹部，造成凹陷加深的感
覺。如果張力強到一定程度，就會拉傷髖屈肌群，引發下背痛。

　　讓椅背後傾大約十度，髖屈肌群就能維持在比較長的位置，
防止產生不健康的肌肉張力。在這個姿勢，軀幹也容易向後靠向

椅背，不會完全靠下背肌肉來支撐軀幹。如此一來，下背肌肉就不容易使髖屈肌群想要進一步縮短了。

讓椅背後傾大約十度，是開車時暫時預防下背痛的好方法。長久之道是解除髖屈肌群、股四頭肌群和它們的拮抗肌（臀大肌和腿後肌群）之間任何的肌肉失衡，讓髖屈肌群和股四頭肌群維持在最適長度。對應的運動包括**髖後伸、腿後彎舉、直腿硬舉**以及**髖屈肌群運動**和**股四頭肌伸展**。（見231、228、239、243和247頁的說明。）

開車不需要背痛。了解疼痛為什麼會發生，按部就班預防疼痛，就能讓開車不再可怕，而是變成一種享受。

・雙腿

腿和手臂其實有相似處——腿伸得愈直，肌肉愈容易拉傷。開車時手臂和腿的差別是，手臂基本上沒有支撐，腿則由左腳底和右腳跟支撐，腿有一部分也由座椅支撐，大腿後側有一大部分擱在座椅上，所以腿的問題比較不是為了支撐肢體重量而拉傷，而是肌肉維持一個姿勢多久的問題；維持太久，就可能拉傷。如果看看一般駕駛的腿，會發現他們的膝蓋通常完全打直。沒有肌肉喜歡完全伸長，尤其是長時間。這樣可能導致肌肉想要回縮。當過大的張力形成、肌肉又不能如願縮短，就會產生一股作用力導致拉傷。

和腿有關的另一個問題是，開車時右腿通常以腳跟為支點。

這姿勢不大穩定，因為腿造成的負擔，必須由臀中肌來支撐。髂脛束和與它相連的闊筋膜張肌能協助臀中肌提供支撐，但如果臀中肌不夠強壯，闊筋膜張肌和髂脛束就可能過度代償而拉傷，沿著髂脛束的位置引發疼痛。

想暫時預防大腿外側或後側疼痛，就別把膝蓋完全打直，而是維持大約三十度的彎曲。想做到這件事，你應該根據踏板的位置，把座位向前或向後移動，如此便能避免任何肌肉被迫維持最長長度，產生回縮的力量。

長久預防開車時腿部疼痛的辦法，是讓大腿前、後側的肌肉平衡，也就是髖屈肌群、股四頭肌群保持和臀大肌、腿後肌群平衡。這麼一來，所有肌肉都能長時間維持在同個長度，又不會覺得必須回縮。對應的運動包括**髖後伸**、**腿後彎舉**和**直腿硬舉**。而且開車時，你也要能支撐腿部，尤其是以腳跟為支點的右腿，所以務必鍛鍊臀中肌，對應的運動是**髖外展**。（見231、228、239和229頁的說明。）

登山健行

健行是很棒的休閒活動，能挑戰身體和頭腦。健行可能緩和，可能辛苦，取決於地形的難度。即使看起來不大困難，也不該等閒視之。

登山健行時，路況本來就不會太平順，健行的地方可能是多岩、泥濘或是其他不穩定的地形。希望你一想到不穩定，就立刻

想到和提供穩定、平衡有關的肌肉，也就是臀中肌群。這些肌肉是人體的無名英雄，人體維持平衡穩定的能力，幾乎完全仰賴它們。

　　以下是臀中肌的運作方式，假設你在走路或踩在一小塊平面上時，必須用右腿單腳站立，你會發現體重大部分都落在右腿的左側。也就是，當左腿抬離地，只用右腳站立時，身體會倒向左邊。如果你把右腿想成蹺蹺板的基座，蹺蹺板左側是你的體重，把你的體重想成壓向地上的一股力量，那麼蹺蹺板右側就必須有東西產生和你體重抗衡的力量，才能讓蹺蹺板維持水平。負責產生力量的就是臀中肌。臀中肌連接到骨盆外側和髖關節，當它向右腿外側產生一股等同你體重的力量時，你的骨盆就會維持水平，讓你能在左腿抬離地面時，靠右腿保持平衡。

　　如果回頭來看在不穩定、不平坦的地形健行的情況，你就可以想像臀中肌為了支撐你，需要額外花費多少力量。如果臀中肌不夠強壯，無法滿足額外的需求，就可能拉傷，導致骨盆側面、髖關節上方疼痛。也可能因為無法處理這時必須產生的力量，使得其他肌肉試圖代償。梨狀肌可能因而拉傷，導致臀部疼痛；髂脛束拉傷導致大腿、膝蓋外側疼痛，縫匠肌拉傷而導致鼠蹊部到膝蓋內側疼痛，或股四頭肌群拉傷而導致大腿前側或膝蓋疼痛。所以如果你打算去登山健行，就應該做**髖外展**來強化臀中肌，做好準備。（見229頁的說明。）

　　健行的地形可能包括斜坡，所以務必為增加的負擔做好準

備。和爬坡相關的肌肉是股四頭肌群，位在大腿前側。鍛鍊股四頭肌群的運動是**膝伸直**、**弓步蹲**和**深蹲**。我比較喜歡弓步蹲和深蹲，因為你做這些運動時有負重，所以膝關節穩定度比較高，較不容易受傷。（見233、235和237頁的說明。）

　　鍛鍊股四頭肌群的時候，請你務必體認到：這些肌肉普遍比它們的拮抗肌（腿後肌群）強壯。鍛鍊股四頭肌群時，我一向建議也同時鍛鍊腿後肌群，以免讓肌肉失衡的狀況惡化，使得股四頭肌群嚴重縮短，導致股四頭肌群拉傷或下背過度凹陷，進而拉傷下背肌肉、導致背痛；或過度用力將膝蓋骨拉向膝關節，導致膝蓋骨受壓迫、膝關節疼痛。維持股四頭肌群和腿後肌群的平衡，才能預防那一連串的問題。鍛鍊腿後肌群和股四頭肌群要做的運動是，**腿後彎舉**和**直腿硬舉**。（見229和239頁的說明。）

　　你能健行，都是腿部肌肉的功勞，為了腿部肌肉發揮最大效益，軀幹務必維持在臀部上方，讓骨架來支撐軀幹，這樣既不需要消耗力氣，又能提高力量的使用效率，因為用在支撐軀幹的力氣比較少，表示你可以投入更多力氣來前進。如果軀幹維持在髖屈曲的姿勢，髖關節前側就會產生一個必須由肌肉來支撐的負擔，承受這個負擔的通常是下背部的肌肉。如果下背部肌肉被迫過勞，就可能拉傷而造成下背痛。要想維持肩膀在臀部上方、軀幹垂直的姿勢，就必須強化髖伸肌群。這些肌肉包括臀大肌和腿後肌群，它們在身體背側從大腿延伸到骨盆，造成直立的姿勢。對應的運動包括**髖後伸**、**腿後彎舉**和**直腿硬舉**。（見231、228和

239頁的說明。）

　　由於可能遇到不穩定的地形，你要確保腳踝肌肉夠強壯，才能預防腳踝扭傷，並且擁有穩固的立足點。如果你的腳踝強壯而穩定，腳踝上方的一切都會比較穩定，而且由於比較穩定的關係，需要用的力也比較小。和穩定腳踝最有關的肌肉包括脛前肌和脛後肌。對應的運動包括**踝關節背屈**和**足內翻**。（見227和232頁的說明。）

　　關於鞋子，還有個小重點。健行時顯然應該穿鞋底堅固、側邊支撐良好的鞋子。但是光穿這樣的鞋，無法讓你應付健行時增加的作用力。就像其他活動一樣，健行時，也必須由恰當肌肉的力量輸出來充分滿足力量需求，才能預防拉傷與疼痛。

爬樓梯有困難的時候

　　我治療的許多人說，他們站立或走路沒問題，但幾乎無法上下樓梯。限制他們的甚至可能不是疼痛，他們可能只是沒辦法在一腳踏向下一個階梯的時候，用另一腳支撐。痛的地方是膝蓋時，患者自然會去看醫生，而醫生常告訴你，你需要換膝關節。我來解釋一下為什麼我說這是胡說八道。首先，X光無法判斷你是否真的是骨頭磨骨頭（也就是，是否真的沒有關節空間）。關節只要有一點點空間，就能完美運作了。第二，活動範圍是判斷有沒有骨頭磨骨頭的決定性因素，要確認活動範圍，就必須由另一人拉著你，讓關節被動地在活動範圍中移動，看看是否能做到

完整的活動範圍。疼痛並不是決定性因素；唯一的因素是，是否能達到完整的活動範圍，如果可以，那就毫無疑問──關節痛不可能是骨頭磨骨頭的問題。

上下樓梯時，你的體重會讓關節承受很大的力量。如果肌肉不足，就可能導致關節面對位不良，引發關節疼痛。而這和關節的活動範圍完全無關。無法爬樓梯，幾乎是明白告訴我們有肌肉不足的情況。我們來看兩個不同的例子，它們各有各的成因。第一種是，膝蓋痛阻礙了你上下階梯；第二種則是支撐身體的能力有問題，所以爬樓梯的時候，膝蓋會發軟內倒。

如果膝蓋痛是讓人無法爬樓梯的主因，那麼上樓梯的痛和下樓梯的痛可能是不同原因造成的。上樓梯時，膝蓋不需要彎曲超過九十度，股四頭肌（大腿前側）會收縮，讓你能伸直膝蓋，爬到下一階。上樓梯會痛的兩大原因是，股四頭肌群比腿後肌群強壯太多，或股四頭肌群拉傷。如果是股四頭肌群比腿後肌群強壯，股四頭肌群會縮短，而肌肉失衡加上股四頭肌群以肌腱連接膝蓋骨，會對膝蓋骨產生一股過大的上提力量。這種上提力量會使膝蓋骨在膝關節中受到過度擠壓。股四頭肌收縮，將你的體重抬向下一階時，這樣過度擠壓的情形可能導致膝關節疼痛。解決這個問題的重點是，伸展股四頭肌群和鍛鍊腿後肌群，來拉長股四頭肌群。對應的運動包括**股四頭肌伸展、腿後彎舉**和**直腿硬舉**。（見247、228、239頁的說明。）

如果上樓梯會痛的原因是第二種：股四頭肌拉傷了，那麼，

膝蓋骨滑動時就容易偏向膝關節側面，甚至會接觸到膝關節的外側邊緣。當股四頭肌收縮，撐起你，把你送向下一階時，膝蓋骨碰到膝關節外側邊緣導致的刺激可能引發膝蓋痛，甚至有劈啪或斷裂的感覺。解決這個問題的重點是鍛鍊股四頭肌群，讓股四頭肌群以正確的方式跨越膝關節。對應的運動是**膝伸直、深蹲、腿後肌伸展**和**小腿肚伸展**。（見233、237、242、240頁的設明。）

不論哪種情況，平衡都是因素之一，所以一律建議鍛鍊臀中肌。對應的運動是**髖外展**。（見229頁的說明。）

下樓梯引發膝蓋痛的情況，原因有點不同。我們在下樓梯時，是站在一階樓梯，腳向下踩到下面那一階，所以站立那條腿的膝蓋必須做出超過九十度的動作，比較接近一一五度。如果你的股四頭肌群和腿後肌群有肌肉失衡的問題，導致股四頭肌群縮短，那麼膝蓋骨壓向膝關節的力量可能就會過大，所以膝蓋愈彎，膝蓋骨就會被壓迫得愈用力。由於下樓梯時需要這麼大的膝關節活動範圍，因此股四頭肌縮短、壓迫到膝蓋骨的程度可能大到導致膝蓋痛，讓你下不了樓梯。有些人甚至會側身下樓梯來彌補這種困難。想解決這個問題，可以做**股四頭肌伸展、腿後彎舉**和**直腿硬舉**。這也是一種單腿站立的情況，所以我也建議做**髖外展**來鍛鍊臀中肌，加強平衡和穩定。（見247、228、239和229頁的說明。）

最後，我想談談一個狀況——膝關節向內倒而無法下樓梯。這個狀況和膝蓋能維持在臀部正下方的狀況很不一樣。雖然膝蓋

看起來向內倒，甚至膝關節疼痛，但原因其實還是出在臀部。說實在，我沒想到居然那麼多人落入這種處境。有些人的狀況比較輕微，他們只是從坐姿要站起來會有困難，原因也是膝蓋沒在臀部下方。如果膝蓋因為臀中肌無力而內倒，那麼，股四頭肌群就無法產生力量來把你抬起來。唯有大腿骨在臀部下方、小腿骨在大腿骨下方，才能形成穩定的姿勢。少了臀中肌的收縮力將大腿向外拉，讓膝關節維持在髖關節下方，你就幾乎無法從椅子站起來。現在想像一下你是怎麼把身體抬上一個個階梯的：你是一腿踩住階梯，然後使力撐起另一條腿。如果用雙腿從椅子站起來都有困難了，當然會覺得輪流用單腿爬樓梯幾乎不可能。

　　上樓梯時，膝蓋之所以會向內倒，就是因為只有一小部分的膝關節能夠支撐你。這會使肌肉必須更努力工作，可能導致拉傷、膝蓋骨與膝關節之間的關節面對位不良。由於痛的是膝關節，患者可能很自然覺得疼痛是起因於膝關節結構問題。如果看的醫生是受診斷關節結構變異的訓練，即使關節的結構變異沒造成疼痛，你很可能就診一次就跑去換關節了，但換關節不只沒必要，反而帶來更多麻煩。

　　如果我在診斷膝蓋痛的原因時，發現患者站起或走路時有膝蓋向內倒的現象，甚至兩邊膝蓋幾乎碰在一起，我就會問患者，他們有沒有發現自己膝蓋向內倒得多嚴重，沒想到他們都說沒發現。如果我請他們單腳站立，他們只要一試著抬起另一腳，站立那腿的膝蓋就會立刻垮掉。其他醫療人員只因為患者膝蓋痛，就

讓患者相信都是膝蓋的問題，我一想到這件事就覺得很糟糕。

身體出現的症狀總是會告訴我們，是哪個組織該為這些症狀負責。膝蓋向內倒，是因為臀中肌（位在髖關節上方，連接到骨盆側面）嚴重拉傷，無法在起立時讓膝蓋保持在髖部下方。這前因後果非常明顯，但卻很少被辨識出來，因為醫療人員沒學過如何評估身體症狀。

要解決爬樓梯時膝蓋向內倒的情況，應該鍛鍊臀中肌。股四頭肌群也要鍛鍊，因為你上下階梯時，是這些肌肉抬起或放下你。而股四頭肌群要想正確運作，膝蓋就必須保持在髖關節下方。因此，做深蹲時，關節活動範圍必須使膝蓋一直維持在髖下方。鍛鍊臀大肌也很重要，因為臀大肌是關鍵的髖伸肌群，有助於維持軀幹挺直，這樣一來，爬樓梯時肩膀才會在臀部上方。對應的運動是**髖外展**、**深蹲**和**髖後伸**。（見229、237和231頁的說明。）

這可能要稍微比較久時間，才能看出鍛鍊肌肉確實改善了你爬樓梯的能力。最先會在起立、坐下時看到改善。

別忘了，爬樓梯時主要的力學障礙是膝蓋沒維持在髖部下方，沒能為股四頭肌群提供理想的支撐，容許它們順利完成將你抬高或放下的任務。結合臀中肌鍛鍊，並且在動作中刻意讓膝蓋維持在髖部下方，能幫你重拾無痛爬樓梯的能力。

本章的運動

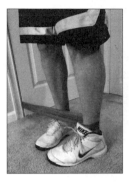

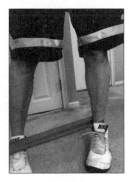

圖6-9a.髖外展運動的起始點

圖6-9b.髖外展運動的終點

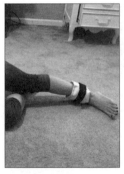

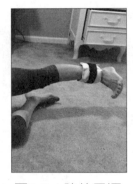

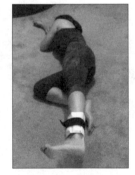

圖6-9c.髖外展運動的起始點

圖6-9d.髖外展運動的終點

圖6-9e.髖外展運動的側視圖

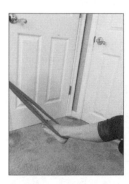

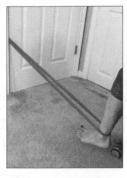

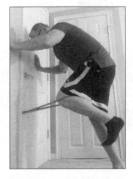

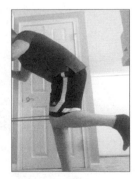

圖6-10a.腿後彎舉的起始點

圖6-10b.腿後彎舉的終點

圖6-11a.髖後伸的起始點

圖6-11b.髖後伸的終點

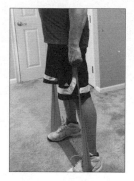

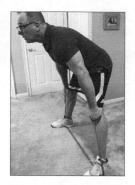

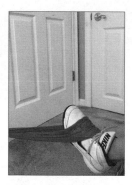

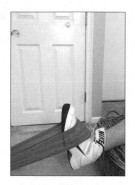

圖6-12a.直腿硬舉
的起始點

圖6-12b.直腿硬舉
的終點

圖6-13a.踝關節背
屈的起始點

圖6-13b.踝關節背
屈的終點

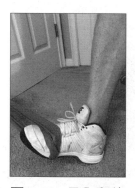

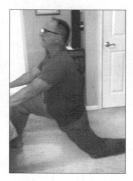

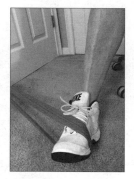

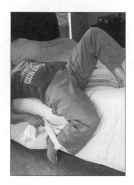

圖6-14a.足內翻的
起始點

圖6-14b.足內翻
的終點

圖6-15.髖屈肌群
伸展

圖6-16.股四頭肌
伸展

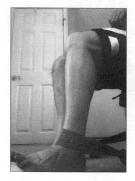

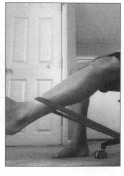

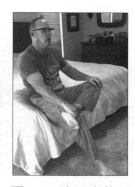

圖6-17.膝伸直的
起始點

圖6-17b.膝伸直的
終點

圖6-18.髂脛束伸展

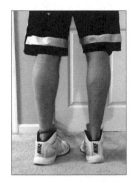
圖6-19a.縫匠肌運動的起始點

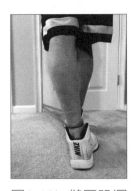
圖6-19b.縫匠肌運動的終點

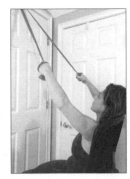
圖6-20a.高拉背肌的起始點

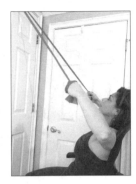
圖6-20b.高拉背肌的終點

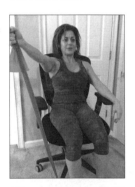
圖6-21a.後三角肌運動的起始點

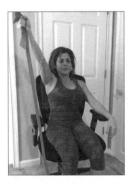
圖6-21b.後三角肌運動的終點

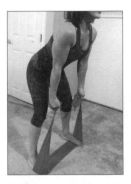
圖6-22a.下斜方肌運動的起始點

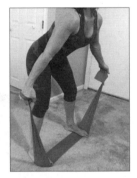
圖6-22b.下斜方肌運動的終點

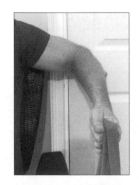
圖6-23a.外轉的起始點

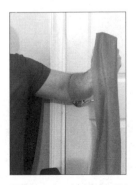
圖6-23b.外轉的終點

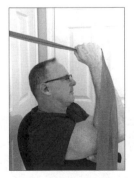
圖6-24a.三頭肌拉伸的起始點

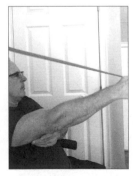
圖6-24b.三頭肌拉伸的終點

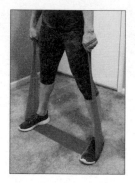

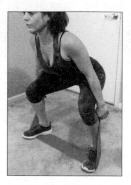

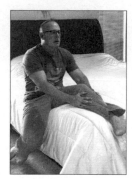

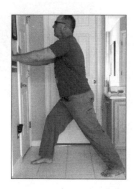

圖6-25a.深蹲的起
始點

圖6-25b深蹲的終
點

圖6-26.腿後肌伸
展

圖6-27.小腿肚伸
展

第 7 章
老化與特殊狀況

了解你現有的問題

感到疼痛的人，時常想不起引發疼痛的是哪件事，甚至無法精確指出是什麼時候開始痛的。當然了，如果是車禍或摔一大跤的情況，原因就很明顯，顯然和創傷有關。然而我治療的絕大多數患者通常是前者。怎麼可能痛得那麼厲害，卻又記不得疼痛是在什麼情況下、什麼時間點開始的？我想，如果深入了解疼痛的起因，我們會明白，想消除疼痛、甚至預防疼痛發生，你需要做的真的不多。

亞斯診療法的立論根據是，大部分的人會有慢性疼痛的問題，是因為他們進行日常活動會用到的一些肌肉力量不足。肌肉主要對抗的是重力，所以進行任何活動時，只要不是平躺在地上，都必須使力。當然了，你的體重、活動的劇烈程度以及各種代謝因素（例如你吃了什麼、睡眠多寡或壓力大小）都會影響各個肌肉能參與產生多少力量（這些作用力會匯聚成從事一項活動的整體施力）。

　　從另一個角度來解釋，可以這麼想：你有兩條腿，因此一條腿應該分擔百分之五十的體重，另一條腿分擔另外百分之五十，好像很合理。但假如你剛剛有個沉重的包包掉在地上，要撿起來，那做法有兩種。你可能跨在包包上方，彎下腰，把體重平均分配在雙腿上；也可能彎腰從身旁拿起包包，不自覺地用靠近物體的那條腿支撐了百分之八十的體重。這樣小小的變動就可能導致當下拉傷，之後可能引發疼痛。

　　另一個要考慮的因素是達成目標的能力。身體天生可以在我們沒有意識到的狀況下做出複雜的動作。身體要求肌肉達成任務，但並不會確認肌肉是否能勝任。即使肌肉拉傷了，身體通常也不會讓我們意識到自己拉傷了。用於單純日常活動（例如站立、行走或跪著）的肌肉一旦必須過勞，就會拉傷，讓你感到疼痛。但這些肌肉仍然對身體說，我們可以完成任務。知道你身體有這種情況之後，現在就由你來決定要怎麼完成那個任務了。

　　我們為什麼任由自己身陷疼痛中？怎麼會沒有一份每日檢核表讓我們來確認肌肉系統是否仍然正常運作呢？這裡有個簡單的測驗，可以由耳朵、肩膀和髖部的相對位置，來判斷失衡問題是否嚴重改變了你的姿勢，以致於產生症狀──從側面看，理想姿勢是耳朵、肩膀和髖部連成一線。頭肩前傾的姿勢看起來是上背嚴重駝背。

你的痛齡

受慢性疼痛折磨多年的人不計其數。很多人都聽過疼痛是結構因素，例如椎間盤突出、關節炎、神經壓迫、脊椎狹窄或半月板破裂。經過處置或手術之後，疼痛仍未解決，隨著時間過去，患者可能有種症狀惡化了的感覺。這種想法常讓人深信手術是唯一的選擇，或者就只能想辦法控制疼痛。大家相信，痛得愈久，疼痛就愈不可能解決，於是又衍生出灰心和憂鬱的心理問題。

然而，如果症狀是肌肉造成的，時間就不是什麼重要的因素；這和一般認知恰恰相反。只要幾星期、幾個月，肌肉問題就能解決，時間長短取決於肌肉無力的程度。

我在無數的場合治療過無數疼痛纏身多年的人，他們都聽說疼痛是結構問題，已經接受過醫療機構能提供的所有治療。有一個患者從開始疼痛以來，已經十年了，在某種機緣之下得知我和亞斯診療法的事，於是向我求助，而我判斷疼痛的成因是肌肉。我的治療方式是讓肌肉長度最大化，改善肌肉的力量輸出。我們進行了針對性的漸進式阻力運動，幾天之內症狀就消失了，完全正常運作。經歷了十年的疼痛與挫折，他激動地對我說：「哇，我花了十年又一星期才解除疼痛。真可怕，不是嗎？」我答道：「其實你只花一星期就解決疼痛的成因。」

千萬要知道，慢性疼痛的病齡未必反映組織退化的嚴重程度。和我接觸的幾乎所有人，他們慢性疼痛的時間長度頂多反映

了找錯、治療錯地方的時間。別把慢性疼痛的病齡解讀成：解決症狀成因的可能性愈來愈低。慢性疼痛通常是急性疼痛誤診的結果，所以如果初期階段的成因是肌肉，卻沒有正確診斷，即使疼痛發生後多年才得到恰當的診斷、治療，問題根源也能像症狀剛發生時一樣輕易地解決。

要解決肌肉不足的問題，時間可能是個因素，但這不是因為肌肉會隨著時間退化。而是因為，如果某塊肌肉太弱，就會有另一塊肌肉來代償，導致多塊肌肉拉傷，最後就愈來愈沒有健康的肌肉來執行日常活動。我治療的患者如果疼痛長達數年，甚至數十年，通常會看到他們從事日常活動時，姿勢改變得很誇張。走路或站立時，雙膝可能靠在一起互相支撐，或嚴重彎向一側，蹣跚前進。他們可能髖屈曲得太向前傾，只要輕輕一碰就會往前倒。看到人體居然能讓肌肉參與本份之外的活動到這種地步，時常令我驚歎。

好消息是，你的痛齡一點也不能代表解除疼痛成因的困難程度。對大多數人而言，時間只是蹉跎掉了，一旦找出正確的方式，診斷出疼痛的真正原因，通常短短幾天、幾星期到幾個月就能解決成因。所以一定要樂觀，沒理由灰心喪志。敬請期待無痛生活，過去的就讓它過去，不需留戀。

肌力與身體平衡

　　我接觸過許多從可以獨立行動一路惡化到坐輪椅的人，幾乎所有人都能在我的協助下逆轉這個過程，再次獨立行動。我做的事沒什麼神奇之處——只要了解站不穩是因為肌肉不足，還是神經功能缺損就行了。引導人們恢復獨立行動，讓我明白一件事：不穩定根本不是老化的必然結果。

　　我治療過許多站不穩、有平衡問題的人，他們說自己常絆到。很多時候，他們會突然摔跤，但卻能在跌到地板上之前穩住。一般人發生這種情況，會被說是笨手笨腳的，但如果發生在老人家身上，卻經常被認定是平衡障礙。這種態度顯然帶有年齡歧視，需要根除才對。

　　平衡有兩個面向，一是知道自己在空間中的位置，另一個則是當你變得不穩定時重新恢復穩定的能力，我們來分別討論一下。你能意識到自己在空間中的位置，主要是靠耳朵裡的半規管。這個結構能建立你在三維空間中的參考點——前後、左右與上下，有了這三個維度做參考，得知你在空間中的位置之後，頭腦就能判斷如何保持直立。如果因為障礙而影響這個過程，就會危及你理解怎樣才是站直的能力，你會除了躺平之外，很難做其他任何事。罹患中耳炎而影響到半規管的人可以證實，發病期間幾乎只能躺著，做其他任何事都很困難。

　　我治療過的患者之中，那些號稱是神經功能缺損導致平衡

出問題的人，其實大部分除了負重活動之外，想做什麼就能做什麼。

　　下面這個小測試，可以確認你在做負重活動時的平衡問題是不是與神經功能有關。請坐在沒有扶手也沒有靠背的椅子上，你的軀幹應該沒有任何支撐。如果你可以不靠支撐就坐好，表示平衡的神經層面沒問題。你能夠支撐軀幹，表示你仍然有能力判斷怎樣算是直立。所以，如果坐著能支撐身體，那麼做負重活動時是哪裡出了問題呢？

　　假如你現在站著，神經系統運作正常的你開始感覺到，自己正在傾向某一邊。你可以感覺自己愈來愈不穩，而頭腦開始送訊息給你傾向的那側肌肉，要那側肌肉收縮，把你推回穩定的直立姿勢。但如果這些肌肉太無力，無法產生必要的力量阻止你傾斜呢？如果傾斜過頭，你的重心超過支撐腳的限度呢？這時你就會跌倒。醫生會說你有「平衡問題」，說你太不穩定，需要輔具。

　　但真正的問題是什麼？很簡單：你的肌肉太無力了。

　　神經系統有發揮功用，它察覺你傾向一邊，並且傳送訊號給你的肌肉，要肌肉把你推回直立的姿勢，但肌肉太無力了，無法照做，所以你才會跌倒。這不是平衡問題，這是肌肉無力的問題。我的患者之中，幾乎所有被診斷為行動不穩的人都有這種情形。平衡是由神經功能與力量這兩個因素共同構成的，不是靠獨立因素。前面說過，大多人的空間感覺通常沒問題，問題出在平常負責穩定的肌肉不夠強壯。

　　跌倒主要有兩大類，一類是倒向兩旁，一類是倒向前。提供側向穩定的肌肉是臀中肌，而防止向前倒的是臀大肌和腿後肌群。你會感覺到自己朝旁邊倒過去，是因為站立或走路時骨盆沒有維持水平。骨盆傾斜會使軀幹傾斜，改變身體重心。所以更多重量移向傾斜的那一側。於是一腿的肌肉被迫承擔移動時的重量，而這重量超過原本肌肉應當承受的負擔。當你持續不斷傾斜到它們無法支撐你的時候，最後就會倒向那一側。

　　在負重時，而且尤其是在單腳站立時，負責維持骨盆水平的肌肉是臀中肌。臀中肌附著在骨盆側面，因此會負責使力讓你站立的那條腿可以撐住自己的體重。這樣一來，骨盆就能保持水平，維持平衡。如果肌肉比較弱，產生的力量不足以抗衡體重，重力就贏了這一仗，於是你朝另一側傾斜，容易跌倒。然而，只要看你容易倒向哪一側，鍛鍊對側的臀中肌，這種站不穩、失衡的問題就很容易避免、預防。

　　虛弱的臀中肌也可能使你在站立或坐著時，兩腳靠得比較近。站立或走路時，腳的最佳位置是在臀部正下方。重力垂直向下作用，有骨架直接對抗重力來支撐你，你的身體會更有效率，減少肌肉負擔。但如果你的臀中肌無力，雙腳朝內移向中線的時候，你的支撐基底就很窄，身體的重心容易超出你的腳，此時便比較容易倒向一旁。

　　如果出現不穩的狀況，短期來說使用拐杖是很合理的做法。拐杖應該放在你倒向的那一側，阻止身體朝那方向傾倒的衝力。

但除了用拐杖，也應該實行漸進式的阻力運動計畫，強化無力的臀中肌，以及可能跟著變無力的其他肌肉。進行漸進式阻力運動計畫，就能培養所有相關肌肉的肌力，雙腿就能給你完整的支撐，讓你重拾穩定。會跟著臀中肌一起變無力的肌肉，最典型的是臀大肌和腿後肌群。可以鍛鍊這些肌肉的運動有：**髖外展、髖後伸、腿後彎舉和直腿硬舉**（見229、231、228和239頁的說明。）

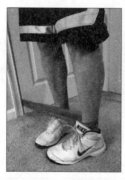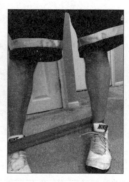

圖7-1a.髖外展運動的起始點　　圖7-1b.髖外展運動的終點

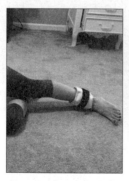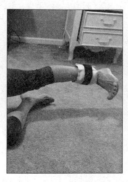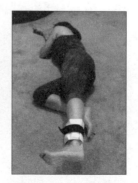

圖7-1c.髖外展運動的起始點　　圖7-1d.髖外展運動的終點　　圖7-1e.髖外展運動的側視圖

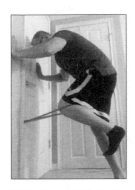

圖7-2a.髖後伸的
起始點

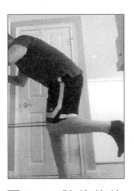

圖7-2b.髖後伸的
終點

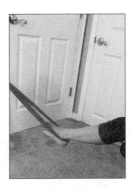

圖7-3a.腿後彎舉
的起始點

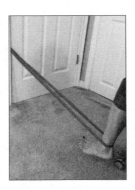

圖7-3b.腿後彎舉
的終點

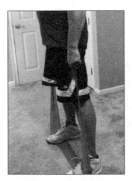

圖7-4a.直腿硬舉
的起始點

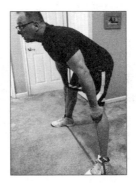

圖7-4b.直腿硬舉
的終點

　　恢復穩定之後，就能不用拐杖、助行器、輪椅或其他輔具，重拾正常的功能。

　　失去平衡時容易往前倒的人，常常是因為髖屈肌群、股四頭肌群與臀大肌、腿後肌群之間肌肉失衡。髖屈肌群和股四頭肌群容易比較發達，比臀大肌和腿後肌群強壯，因此縮短。縮短之

後，人容易呈現髖屈曲的姿勢。此時從側面看，耳朵會比較接近腳板中段或腳趾上方，而不是接近腳踝上方，這樣會在腳踝前方產生一股負擔，如果臀大肌和腿後肌群無力，患者就難以減緩向前移動產生的衝力。所以走路時，你可能會覺得自己在有控制地向前倒；站立時，則可能覺得你的重心落到腳尖前面。不論是哪一種，你都會往前倒。

髖屈肌群和股四頭肌群縮短導致重心往前移的另一個跡象，是坐一陣子之後站起來會下背痛或膝蓋痛，以及從側面看，你的耳朵在腳板中段或腳尖的上方。

這個問題的解決辦法是伸展股四頭肌群和髖屈肌群，鍛鍊臀大肌和腿後肌群。想達成這個目標，要做的運動包括**股四頭肌伸展**、**髖屈肌群伸展**、**腿後彎舉**、**髖後伸**和**直腿硬舉**。（見247、243、228、231和239頁的說明。）

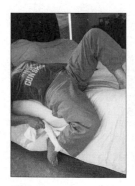
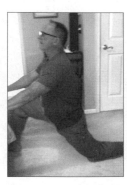
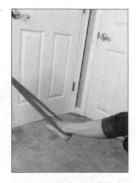
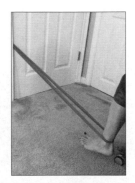

圖7-5.股四頭肌伸展　圖7-6.髖屈肌群伸展　圖7-7a.腿後彎舉的起始點　圖7-7b.腿後彎舉的終點

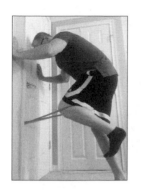
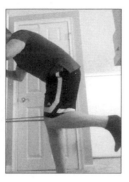
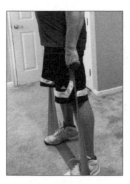
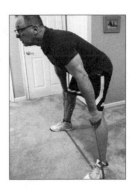

圖7-8a.髖後伸的　　圖7-8b.髖後伸的　　圖7-9a.直腿硬舉　　圖7-9b.直腿硬舉
起始點　　　　　　終點　　　　　　　的起始點　　　　　的終點

　　如果你走路容易絆到，即使不一定真的跌倒，也務必記下你
是絆到哪隻腳，然後，用那條腿單腳站立看看，再用另一條腿單
腳站立，分別維持幾秒鐘。如果感覺差不多，就單腳站立，站立
的那腿彎曲三次，判斷哪一側比較難做到這個動作。我打賭你會
覺得，是沒絆到的那條腿遠比較難單腳站立，或單腳蹲。就像容
易跌倒的人一樣，一側的臀中肌無力時，骨盆基本上一樣會向對
側傾斜，使得對側骨盆和地面的距離縮短，因此對側的腿在往前
跨的時候，擺動的空間就減少了，所以那隻腳才會絆到，害你跌
倒。跌倒不是因為笨手笨腳，你只是臀中肌拉傷了，導致肌力不
足，這個問題很容易解決，你就不會再那麼經常絆倒或跌跤了。

拐杖非善類！

輔具的事一直令我憂心，尤其是在生活功能品質衰退的方面。傳統醫療機構為了讓人接納自己正在老去，給了他們什麼？答案是拐杖。這麼做看似合理又人道，問題是，人使用拐杖的時候，一部分的體重是靠手臂和拐杖來支撐。所以，原本完全該由雙腿來承受的負擔，現在被奪走了一部分。腿需要吸收的負擔減輕，等於腿使用得少了，所以腿部肌肉會變得更無力。腿部肌肉會逐漸變得更虛弱，讓你更容易跌倒。使用拐杖的時間變長，你就會愈來愈依賴拐杖。

一旦拄著拐杖還跌倒，他們就會認為，你只用拐杖支撐太不穩，於是給你助行器。拐杖是用單手幫忙支撐體重，助行器則是用雙臂，所以更高比例的體重會由手臂支撐，更不需要由腿部肌肉來支撐。腿部肌肉愈少使用就愈無力，所以你就更容易跌倒了。一旦用助行器走路還會跌倒，他們就會認為你靠自己來支撐體重太不穩，於是讓你坐輪椅。

想要逆轉這個循環，唯一的辦法是找出無力或不平衡的肌肉，透過漸進式的阻力肌力訓練計畫，加以鍛鍊。讓肌肉適應更大的阻力能幫助肌肉變強壯、增加肌肉量，最後你便可以維持平衡而不會拉傷。

疼痛仍要繼續活動

　　如果你有疼痛的狀況而去就醫，你通常最先得到什麼建議？**多休息**。雖然這個建議看起來合理，但前提是，你知道造成疼痛的是哪個組織。假如你意外扭到腳踝，又腫又痛。拉傷的韌帶需要復原，這時候就應該休息。事實上，你應該容許身體出現發炎反應，這樣發炎反應衍生的復原過程才能不受阻礙地進行。

　　假如你心臟病發作，心臟接受了某種治療。這就是休息的好時機。心臟病發和後續治療造成的創傷，讓心臟承受壓力，而休息才能讓心臟復原。

　　或者假如你割傷自己，我們需要治療、處理傷口，處理完之後，休息是讓皮膚癒合的好辦法。

　　但如果是脖子、背部或四肢疼痛呢？我治療過的案例中，超過百分之九十五的成因都是肌肉。

　　肌肉拉傷引發疼痛時，常讓人誤以為是發炎反應。傳統醫療機構常把疼痛和發炎看作同一件事。醫生會建議，疼痛時需要時間讓發炎緩解，即使他們判定引發疼痛的組織是肌肉也一樣。一般原則是：不論哪種組織引發疼痛，疼痛都是發炎造成的，而發炎需要時間才能痊癒。然而，除非疼痛時也同時出現了腫脹、發熱、發紅的症狀，否則你並沒有發炎。因此，用等待來處理肌肉不足的問題並不合理。

　　如果是肌肉拉傷導致疼痛，身體會覺得肌肉可能有撕裂的危

險，所以會把輸入肌肉的液體變成一種黏糊的液體，這種「糊」會把肌纖維結合在一起，阻止肌肉達到最適長度或發揮最大肌力，藉此預防肌肉撕裂。要防止這種情況一再發生，唯有改變力量需求和力量輸出之間的平衡，也就是必須鍛鍊工作得很吃力的肌肉，直到肌肉的力量輸出大於活動的力量需求。

如果拉傷之後選擇休息那條路，就是讓拉傷的原因雪上加霜。休息只會讓肌肉缺乏使用，更加無力，當活動力量需求與肌肉力量輸出之間的差距加大，肌肉會更容易拉傷，你就更不可能解除疼痛的成因了。我治療過創傷事件發生後一、兩天的病人，有些人的症狀顯然是肌肉造成的。我能在短時間內讓這些人恢復完整的功能、完全消除症狀，因為我了解問題出在哪個組織，也知道只要我愈早讓肌肉恢復最佳力量輸出，患者就能愈早恢復無症狀的完整功能。

某些組織受傷時確實應當休息，但許多情況下，休息可能導致症狀惡化。判斷何時該休息、何時該繼續動的關鍵，是分辨出受傷的是什麼組織。如果受傷的是肌肉組織，除非是需要動手術的撕裂傷，否則就確認拉傷的是哪些肌肉，並且開始用適當的阻力加以鍛鍊。

你比自己想像中年輕

大部分的人是用他們在地球上活了幾年來計算自己的年紀。對許多人而言，判斷做得到、適合做哪些事，根據的是實際年

齡。認為身體系統會隨著年齡逐漸衰退的觀念，顯然有憑有據。我只是不同意把這視為線性、無法控制的過程。

我們現在已不再想像奶奶或爺爺坐在門廊上搖搖椅，等待死神上門。人們顯然更長壽，也更活躍了。三十年前，老年人關注的是末期腎衰竭和中風。現在銀髮族關注的首要問題是如何維持日常生活的獨立。問題已經由身體系統缺損變成骨科缺陷。體適能的重點不再是維持心肺運作，而是保持肌肉強壯，才能繼續從事日常的實際活動。

同樣的，對於老年人該做什麼的看法也在改變當中。銀髮族直到九十好幾，都還在打高爾夫或網球。拿我自己來說，我父親現在八十多歲，每天都打高爾夫球、網球或健身。他身體狀況那麼好，高興做什麼就做什麼（還能經常旅行），真是太好了。現在甚至工作的時間也拉長了，有些人會工作到八十好幾，因為他們樂在工作，而且超過退休年齡還繼續工作不再是一件丟臉的事。

關於這種變遷，以及控制自己能獨立生活多久的能力，有個天大的好消息——肌肉正是唯一不受老化過程影響的組織。皮膚、腸道、肺、腎臟和其他器官的組成中都有結締組織，它們都可能隨著年紀增長而失去功能，然而肌肉卻有與生俱來的收縮力，即使休息時也一樣。

有些人八、九十好幾了，還在做肌力訓練。這些人震驚地發現，他們比三、四十歲的時候還要強壯。他們訓練自己的肌肉習

慣更強的阻力，使肌肉成長、變強壯，因此活動時更輕鬆、不容易受傷。

別讓你的年紀限制你做的事。你做的事取決於你的體能。在你的生活方式中加入肌力訓練，就可望做到自己年輕時也做不到的各種事。

年老力不衰

多年來逐漸滲透我們文化的另一種錯誤思維，是年老必定衰弱，老化過程免不了會生病。然而，我覺得人類愈來愈長壽，對於系統性疾病的關注已經轉移到關注如何維持獨立，因此這種態度在改變了。

最好的做法是保持活躍，多運用原本該負責那些活動的身體部位。而且我說的不只是肌肉和骨骼。肌肉和骨骼需要能量來運作，也需要氧氣才能存在。身體需要免疫系統來保護。所有養分、氧氣和負責保護你的細胞都需要靠著循環系統在體內運送。

你全身的系統都承受控制中的壓力，所以比起靜止的時候，你活動時系統會更辛勤工作。我說的不是會導致受傷的過大壓力，而是控制中的壓力，這樣的壓力能使系統和對應的肌肉在運作時更有效率。促進健康、預防疾病的四大要素是：

一、做肌力訓練
二、攝取適當的養分

三、睡眠充足

四、儘可能減少壓力

攝取適當的營養讓肌肉可以發揮最好的表現。睡眠充足，身體才有機會好好修復，預防全身上下的各個系統落下病根。儘可能減少壓力，才能減少神經系統過載，並且減少肌肉的力量輸出，以免肌肉張力增加。當然了，在你的日常活動中加入規律的肌力訓練（例如亞斯診療法），就能維持肌肉強壯、靈活，讓你享有活躍的生活。

我遇過太多人覺得人老了自然會病痛。他們覺得自己對發生在身上的病痛無能為力。他們不明白虛弱和疼痛之間的關聯，即使成因是肌肉的疼痛也一樣。

「老化就會病痛」完全是迷思，不要信以為真。要做肌力訓練、適當的飲食和睡眠、減少壓力，讓你變健康，更重要的是可以享受你的人生。

第 **8** 章

迎向美好人生

從此擺脫疼痛

亞斯診療法不只處理你現在的疼痛，也讓你在未來任何時候都能明白疼痛是因何而起。疼痛屬於人體的緊急防禦系統，是你的身體想讓你知道有些地方的運作出了問題。腎結石讓人下背痛。肺炎讓人上背痛。身體不對勁的時候，問題組織會大肆宣揚症狀。

所以肌肉、骨骼或神經怎麼會不同呢？亞斯診療法正是這回事──解讀人體表現出的症狀，判斷哪些組織出了問題。亞斯診療法從頭到腳都適用。不論身體的哪個部位都可以。如果想確認哪個組織引發症狀，要分辨出問題組織，最好的辦法就是去解讀症狀。

目前傳統診斷檢定無法回答的所有問題，亞斯診療法都能解答。亞斯診療法根據的是科學上的作用力、生物力學，以及肌肉運作產生活動的方式。亞斯診療法體認到，大多數人受慢性疼痛折磨是因為我們的生活環境有重力，我們要做任何事都有一個力作用在我們身上。因此，產生那個動作會用到的肌群必須產生和

那股作用力相當的力量。只要有參與任務的肌肉不夠強壯，就會拉傷。這樣可能引發疼痛，或使其他肌肉試圖代償，導致那些肌肉也拉傷、引發疼痛。

我靠著亞斯診療法，幫助六到一〇二歲的人解決症狀。我也曾幫助多次手術但疼痛卻有增無減的人消除疼痛。有些處方止痛藥上癮的人靠著亞斯診療法消除了慢性疼痛。而我也曾協助疼痛纏身長達四十年的人消除他們的疼痛。不論你的狀況和年紀如何，亞斯診療法都能夠辨別疼痛的起因。

加油，別放棄！

要知道，你經歷的慢性疼痛不是你造成的，也不是你想像出來的。我治療過一些人生毀於疼痛的人，我可以告訴你，不會有人選擇讓疼痛纏身，或假裝被疼痛纏身。

你去找專家的時候，他們別無選擇，只能當作你的症狀符合他們的專長。想想看，人體多麼博大精深，而專家通常只受過單一系統的教育和訓練，但要找出疼痛的起因，最合理的方式是探究許多可能的原因。

知識確實是力量。我希望你儘量充實知識，以便了解為什麼你做了這麼多努力，仍然無法擺脫慢性疼痛。

你必須決定你接下來要如何治療。你要做自己的最佳支持者。你必須發問、做你覺得正確的事。我希望人人都能消除疼痛。希望亞斯診療法能夠幫助你找到疼痛的起因和適合的療法。

附錄

運動總覽

在這個部分，我整理了前面章節推薦過的所有運動，集中一處，方便參照。我在每個運動的名稱之後，用你可能比較熟悉的日常動作來描述動作。首先列出上半身運動，接著是下半身運動。解決你功能障礙、消除疼痛所需的肌力和伸展運動都收錄在內。

這不是讓你用一次就束之高閣的書。人生就是這樣，你在不同時期進行不同活動時，身體的不同部位會痛起來，所以你可能會需要參閱本書的不同單元。或者你也可能發覺自己需要不同的肌力運動和伸展，才能解決特定活動引發的疼痛。我在前面討論各種活動如何引發疼痛時，提供了這些運動解說，也將這些運動解說集中在一處，方便各位參照。一定要知道，亞斯診療法確立了「不能做特定活動」以及「與功能障礙有關的疼痛或其他症狀」的關聯性，肌肉不足就是兩者有關聯的所在。鍛鍊、伸展恰當的肌肉，才能過著活躍、健康、無痛的生活。擁抱亞斯診療法，使之成為你日常生活的一部分吧。

∷∷∷∷∷∷∷∷∷∷∷∷∷∷∷∷∷∷∷∷∷∷ 肌力訓練 ∷∷∷∷∷∷∷∷∷∷∷∷∷∷∷∷∷∷∷∷∷∷

上半身

▶外轉運動：反向揮鎚
目的：鍛鍊旋轉肌
阻力來源：啞鈴或彈力帶

將手肘支撐在檯面邊緣或門把上，讓手肘稍低於肩膀，動作過程中，手肘維持九十度彎曲。鍛鍊側的手肘應該和雙肩在一直線上（如果手肘在雙肩連線的前面，旋轉肌就很難進行這個運動）。起始位置是前臂大約低於水平二十度。把阻力向上拉，直到前臂大約高於水平二十度，然後回到起始位置。維持上述的活動範圍就好，動作過大可能導致旋轉肌拉傷。

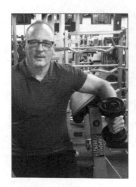
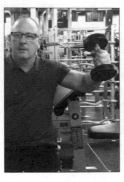
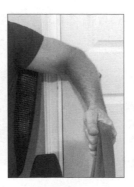
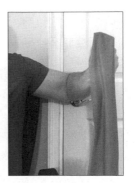

開始　　　　　　完成　　　　　　開始　　　　　　完成

▶內轉運動：揮鎚

目的：鍛鍊胸肌、闊背肌、大圓肌，並且延長旋轉肌
阻力來源：拉力系統或彈力帶

將手肘支撐在檯面邊緣，讓手肘稍低於肩膀，動作過程中，手肘維持九十度彎曲。鍛鍊側的手肘應該和雙肩在一直線上（如果手肘在雙肩連線的前面，旋轉肌就很難進行這個運動）。起始位置是前臂大約高於水平二十度。把阻力向下拉，直到前臂大約低於水平二十度。然後回到起始位置。維持上述的活動範圍。活動範圍很容易過大，範圍過大可能導致旋轉肌拉傷。

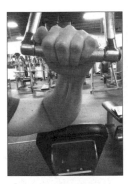

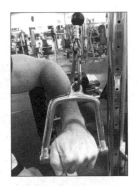

| 開始 | 完成 |

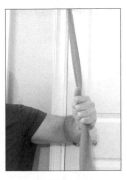

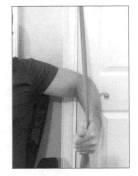

開始　　　　　　　完成

▶用拉桿訓練高拉背肌：從支架往下拉

目的：鍛鍊肩胛間的肌肉（中斜方肌和菱形肌）
阻力來源：拉桿或彈力帶

以臀部為支點，軀幹後傾大約三十度（如果坐在椅子上，臀部就坐到椅子前半，肩膀靠在椅背上），舉手抓住拉桿或彈力帶，來到起始位置，此時雙臂幾乎伸直，但手肘沒有鎖死。兩腳平踩在你前方的地上。向下拉時，手肘維持在肩膀高度，一直拉到手肘來到雙肩連線後方。前臂和阻力要維持在一直線上。然後回到起始位置。動作過程中別讓手肘垂下來，以免沒鍛鍊到肩胛骨之間的肌肉，卻練到其他肌肉。

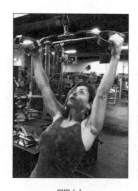 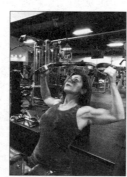 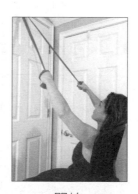 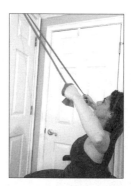

開始　　　　　　完成　　　　　　開始　　　　　　完成

▶下斜方肌運動：漆牆壁

目的：鍛鍊下斜方肌
阻力來源：啞鈴或彈力帶

要讓肩膀有能力執行完整功能，這個運動很重要。坐在結實的椅子上，臀部坐在椅子前半，上半身微微向後靠，背靠在椅背上。如果做這個動作時覺得頭部很難固定，可以把椅子靠著牆，讓頭靠在牆上，預防阻力把你向前拉。首先把手臂直直伸向外斜四十五度的方向，也就是正前方和側邊的正中間；手在眼睛的高度，手肘伸直但別鎖死。抓握阻力時，手掌朝內。開始將阻力向上移動，直到上臂舉到臉頰的高度。然後上臂再回到肩膀高度的起始位置。我喜歡說這是從眼睛到臉頰。請記住，產生動作的肌肉雖然看起來在肩膀，但其實是在下胸部，肌肉將肩胛骨沿著背部向下拉，使得肩膀連結的手臂舉起。請想像你的肩胛骨沿著背部向下拉，或是請人把手放在你的肩胛骨上，讓你感覺一下自己的肩胛骨沿著背部向下移動。

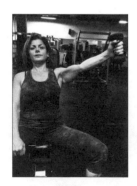 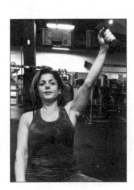 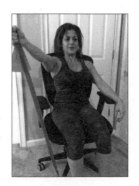 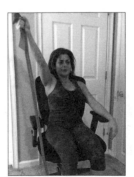

開始　　　　　　完成　　　　　　開始　　　　　　完成

▶後三角肌運動：猿臂

目的：鍛鍊後三角肌
阻力來源：啞鈴或彈力帶

站立進行，雙腳站得比肩膀寬，膝蓋微彎，臀部向後推，讓身體微微前傾。重心主要落在腳跟。手掌朝內，手肘不鎖死，把阻力抓握在大腿前（如果使用彈力帶或拉力繩，手臂會在兩腿旁，開始運動時，手是貼著腳的）。從肩膀開始動作，像擺錘一樣把阻力拉向兩旁。向外拉，直到覺得肩胛骨開始朝中央靠攏（大約六十度），然後再回到起始位置。

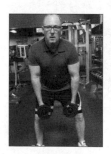 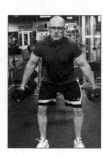 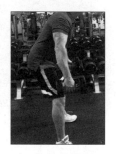

開始　　　　　　完成　　　　　完成（側面）

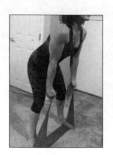 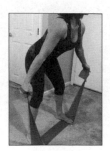

開始　　　　　　完成

▶前推拳：手肘伸直出拳
目的：鍛鍊前鋸肌
阻力來源：啞鈴或彈力帶

仰躺著，腳掌踩在地板支撐，抬起鍛鍊側的手臂，讓手和阻力在肩膀正上方，手肘伸直但別鎖死。然後用緩慢出拳的動作，微微抬起手臂。這時你的肩膀會從你躺的平面上微微浮起（如果是用彈力帶或拉力繩，就背對門、坐在椅子上，雙腳踏在你前面的地板上；你的手臂應該舉到肩膀高度，朝和門相反的方向「出拳」）。想擴大活動範圍的時候，小心不要轉動軀幹。運動過程中背部不應移動，只有肩膀可以抬離平面。達到適當的距離之後，緩緩回到起始位置。

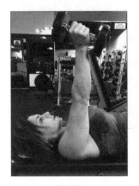
開始

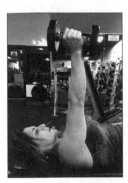
完成

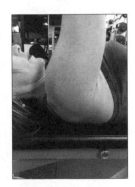
完成（特寫）

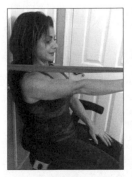
開始

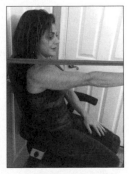
完成

▶三頭肌拉伸：拋釣竿

目的：鍛鍊單臂與雙臂的三頭肌
阻力來源：啞鈴、W型彎曲槓或彈力帶。

這個運動是鍛鍊三頭肌最有效的方式，因為此時三頭肌的長頭處於最適位置。三頭肌只有長頭經過肩關節，所以只有長頭能影響手臂骨在肩關節的位置。這個運動可以用單臂或雙臂進行，取決於你只有單側疼痛，或需要鍛鍊雙臂才能消除疼痛。用啞鈴做這運動時，要仰躺著，雙腳踩在地板上支撐。開始時，手臂直舉在肩膀上方，手肘伸直但不要鎖死。上手臂保持不動，開始彎曲手肘，讓前臂和啞鈴朝你的額頭方向移動。待手臂彎到九十度之後，再回到起始位置。動作做到底的時候，小心別讓手肘鎖死。（如果阻力來源是彈力帶或拉力繩，你可以背向門坐在椅子上，背靠著椅背，雙腳踩在前方地上。彈力帶夾在門和門框之間略高於頭的高度，手肘舉到肩膀高度、彎曲九十度，手掌朝內抓住彈力帶，然後在上臂維持水平的情況下，逐漸伸直手肘，伸直到手肘幾乎鎖死。再回到起始位置。）

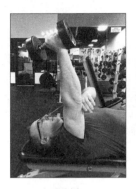
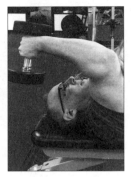

開始　　　　　　　完成

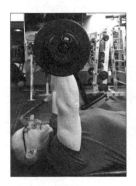
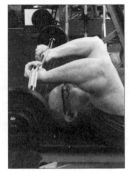

開始　　　　　　　完成

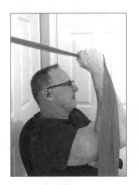
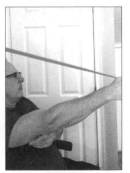

開始　　　　　　　完成

▶手腕背屈：手向後抬

目的：鍛鍊前臂伸肌
阻力來源：啞鈴或彈力帶

把前臂架在腿上，手腕垂在膝蓋前，掌心朝下。另一手放在鍛鍊側的前臂上，穩定前臂，預防前臂在運動中抬起。開始時，掌心朝下。把手腕向上彎，儘可能抬起手掌。然後回到起始位置。

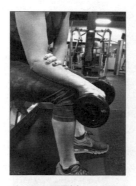
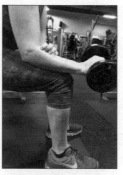

開始 完成

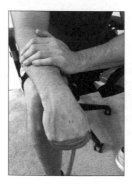
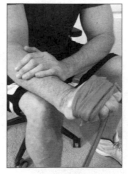

開始 完成

下半身

▶踝關節背屈：反向踏油門

目的：鍛鍊脛前肌
阻力來源：機器或彈力帶

腿擱在某個平面上，腳踝和腳板懸空，勾住阻力，用腳背的中段撐住阻力。然後把阻力固定在門和門框之間接近地板的位置。你人坐在椅子上，小腿用另一張椅子或腳凳支撐。重點是腳要高於固定在門上的彈力帶高度，讓彈力帶在運動中保持在腳背上。開始時，腳踝的角度大約是向前三十度；然後把腳踝勾向自己，大約勾到垂直後再十度。然後回到起始位置。

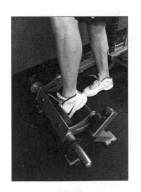
開始

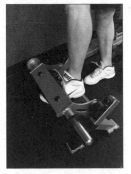
完成

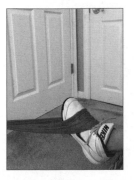
開始

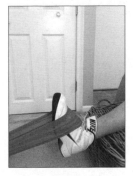
完成

▶腿後彎舉：反踢腿

目的：鍛鍊腿後肌群
阻力來源：機器或彈力帶

以坐姿進行，把阻力固定在腳踝後。座位上務必有支撐（如果是使用機器，下背必須靠著椅背；如果是用彈力帶或拉力繩，臀部大約坐在椅子的前半，上半身向後靠，肩膀支撐在椅背上）。把腿向前伸直，膝蓋不要鎖死。彎曲膝蓋到九十度，然後回到起始位置。過程中，請將鍛鍊側的腳尖勾向自己，這樣能有助於獨立訓練腿後肌群。在使用坐姿腿後彎舉的機器時，務必讓膝關節對齊機器的支點。如果是用彈力帶或拉力繩，膝蓋彎曲時容易向上抬起，這是因為腿後肌群無力，所以身體試圖用髖屈肌群來代償。要預防這種情況發生，可以在運動中把同側的手壓在鍛鍊側的膝蓋上，預防膝蓋抬高。務必防止膝蓋抬高，要讓膝蓋彎到九十度時，腳掌正好掠過地面。

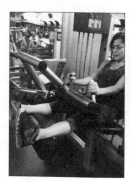 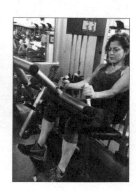 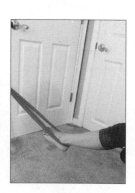 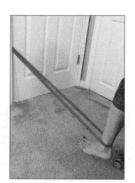

開始　　　　　完成　　　　　開始　　　　　完成

▶髖外展：側向踏步
目的：鍛鍊臀中肌
阻力來源：拉力訓練機或彈力帶

髖外展可以側躺或站著進行。想正確做好這個運動，千萬不要把腿往外跨太遠。你可能誤以為動作範圍愈大愈好，但這個運動如果動作範圍太大，表示產生動力的肌肉不再是臀中肌，而是下背部的肌肉。臀中肌只能把腿往外移到腳踝外側和髖關節外緣對齊的地方，如果再向外移動，用到的就是下背部的肌肉了。做這個運動時，可以側躺著，下側腿的膝蓋彎曲，上側腿伸直，和軀幹呈一直線。如果腿比軀幹前面，用到的就不是臀中肌，而是其他肌肉。動作開始時，把上側腿抬離支撐腿，直到上側腿抬至與地面平行。試著把腿稍微向內轉，由腳跟帶著整隻腳移動，這樣可以使臀中肌保持在最適合抬腿的姿勢。腿抬到與地面平行之後，再放回支撐腿上。

　　如果站著做這個運動，動作開始時兩腳併攏，阻力置於腳踝。鍛鍊側的腳微微向內轉，由腳跟來帶動整隻腳往側邊移動。朝側邊踏出去，直到腳踝外側來到臀部外側的正下方。把這腳踩到地上時，把重量負擔完全從另一隻腳移到這隻腳。接下來，把這隻腳收回另一隻腳旁，回到起始位置。把鍛鍊側的腳跨向側邊的時候，務必要用支撐側的腳來推動。要專心把鍛鍊側的腿向外推。你可能很沒力，覺得需要用手臂支撐才能正確地完成這個運動。可以在面前放一把椅子，椅背朝向你，用雙手扶著椅背。重點是別過度依賴椅子支撐。

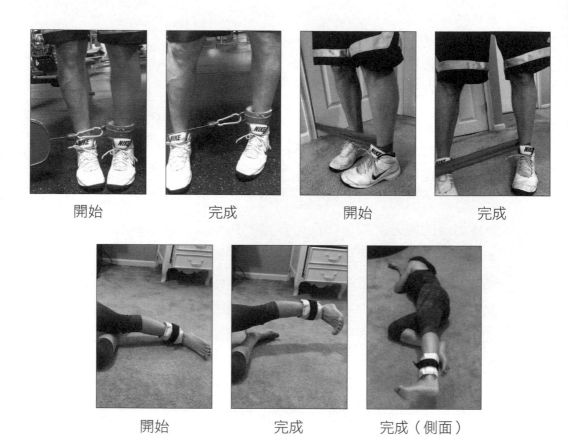

開始　　　　　完成　　　　　開始　　　　　完成

開始　　　　　完成　　　　完成（側面）

▶髖後伸：向後蹬

目的：鍛鍊臀大肌
阻力來源：機器或彈力帶

以站姿進行，把彈力帶夾在門和門框之間膝蓋高度的位置，然後勾到膝蓋後。站立的那腿向後踏，身體的重量則靠雙手壓在門和牆上，比較像是倚靠著門和牆壁站立，而不是單腳站立，這樣你在向後踢的時候，身體就不會和移動中的腿一起動。抬起要鍛鍊的腿，膝蓋彎曲九十度。腳尖朝前，讓腳踝引導整隻腳往後。在起始位置時，鍛鍊側的膝蓋應該至少在站立那腿的膝蓋前面十五公分處。開始向後踢，直到鍛鍊側的大腿對齊站立那腿的大腿，然後再回到起始位置。這個運動的關鍵是，身體沒有任何側向動作，軀幹也不會往前或往後彎，應該只有鍛鍊側的大腿在動。儘量保持圓背，至少背打直，避免下背在運動過程中凹陷。

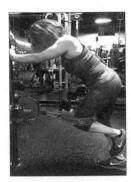
開始

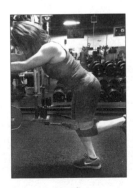
完成

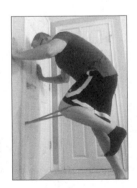
開始

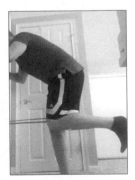
完成

▶足內翻：腳向內翻

目的：鍛鍊脛後肌
阻力來源：拉力訓練機或彈力帶

坐在椅子上，阻力來自鍛鍊側的腿外側（如果使用彈力帶或拉力繩，可以把阻力夾在門和門框之間靠近地板的高度）。把阻力固定在腳背。腳跟著地，腳板其他地方懸空。開始時，腳尖在腳踝外側，緩緩把腳尖向內拉，最後拉到腳踝內側。腳向內移動時，也會微微向上翻。然後回到起始位置。把手放在鍛鍊側的膝蓋側面，防止膝蓋移動。鍛鍊側的腿不應移動或旋轉，應該只有腳踝在動。

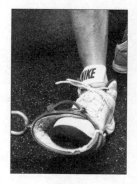 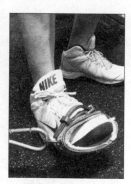 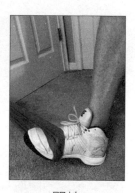 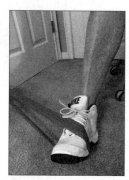

開始　　　　　完成　　　　　開始　　　　　完成

▶膝伸直：坐姿踢腿

目的：鍛鍊股四頭肌群
阻力來源：機器或彈力帶

以坐姿進行，把阻力固定在腳踝前側。身體務必有椅子靠背支撐，另一腳腳掌踩在地上。開始時膝蓋彎曲九十度；然後伸直膝蓋，直到膝蓋幾乎鎖死。然後讓腿回到起始位置。鍛鍊側的大腿務必貼緊座位，不要和小腿一起抬高。如果阻力來源是彈力帶或拉力繩，可以把繩帶壓在鍛鍊側那條腿旁的椅子前腳下。彈力帶或拉力繩的圈圈要收小一點，這樣在做動作時才會立刻感受到阻力。

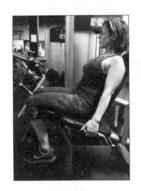
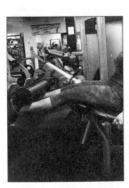
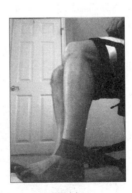
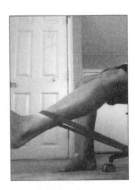

開始　　　　　完成　　　　　開始　　　　　完成

▶腿部推舉：大腿推蹬

目的：鍛錬股四頭肌群
阻力來源：機器

做這個運動時，膝蓋靠向胸前的時候，下背容易拱起。下背拱起會使脊椎無法支撐下背，必須全靠下背肌肉支撐，因此下背肌肉容易拉傷。所以除非你因為平衡問題而無法做深蹲或弓步蹲，否則不要做腿部推舉。做腿部推舉時，踏板要放在高一點的地方，腳放上去時，讓膝蓋呈九十度，臀部也呈九十度。做動作時，不應讓踏板向自己靠近。接著開始用腳把踏板推開，力量主要傳過腳跟，如果有太多力量透過腳球傳到踏板，表示你大量使用小腿來移動阻力。把踏板推開，直到膝蓋來到一個伸直但未鎖死的位置，然後回到起始位置。可能的話，在動作過程中，下背儘量保持微微凹陷。

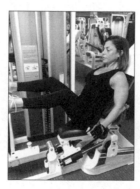 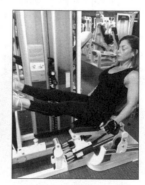

開始　　　　　　　　完成

▶弓步蹲：單膝跪下
目的：鍛鍊股四頭肌群
阻力來源：啞鈴或彈力帶

弓步蹲需要有點平衡感才能完成，所以只要覺得有點不穩，拜託別做弓步蹲。你可能希望在做這個運動時，不要有任何額外的負重，這樣你在做的時候才有手扶東西；不過其實，雙手加上阻力可以改善平衡，因為身體兩側的重量有助於穩定身體。首先，雙腳站得比肩膀寬一點。然後一腳踩向前，一腳踩向後，兩腳的寬度不要變。前腿的整隻腳要踩實在地上，後腿只有腳球踩在地上。接下來，把後膝朝下移動，這時前膝會彎曲，但不要超過前腳尖。往下蹲，直到前腿的大腿與地面平行。然後回到起始位置。動作過程中，軀幹保持直立。後腿應該感覺只負責平衡。向下蹲、站起來的能力應該感覺來自前腳——感覺很像主要由前腳的腳跟在推動。

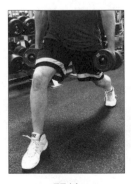
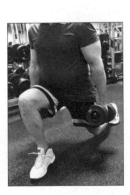
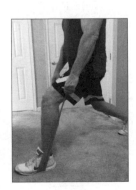
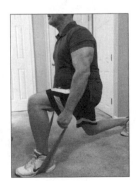

開始　　　　　　完成　　　　　　開始　　　　　　完成

▶縫匠肌運動：一腳踏到另一腳後
目的：拉長縫匠肌
阻力來源：拉力訓練機或彈力帶

做這個運動時，務必扶著結實的支撐物來維持平衡。以站姿進行，把阻力固定在鍛鍊側的腳踝後方。開始動作時，鍛鍊側的腳掌微微內八。接著把鍛鍊側的腳收到支撐側的腳後方。把鍛鍊側的腳踩到另一腳後方的地板，然後再回到起始位置。使用的阻力大小務必適中，要可以容許鍛鍊側的腳挪到支撐側腳的後方。我們想用阻力來幫助拉長縫匠肌，但因為做這運動還得顧及平衡，所以應當謹慎判斷阻力要多大比較剛好。支撐側的膝蓋不要鎖死，而鍛鍊側的膝蓋要打直。做這個運動時，儘量別讓骨盆轉動。整個過程中，肩膀和骨盆都應該朝前。

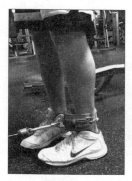
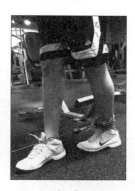
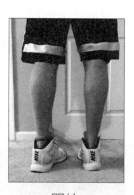
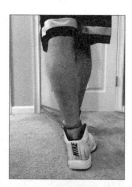

開始　　　　　　完成　　　　　　開始　　　　　　完成

▶深蹲：坐下／站起來
目的：主要鍛鍊股四頭肌群
阻力來源：啞鈴或彈力帶

深蹲主要用到的肌肉是股四頭肌群（大腿前側肌肉），而不是腿後肌群或臀部的肌肉。做深蹲時，首先雙腳外八，站得比肩膀寬一點。膝蓋不要鎖死，臀部微微向後推。雙手在身體兩側，握住阻力。深蹲要正確，重點是想像自己向下坐到椅子上。肩膀向前移時，臀部應該向後推，膝蓋要儘可能維持在腳踝上方。別忘了，深度屈膝是向下蹲時膝蓋向前移動，但臀部維持在腳踝上方。做深蹲時，膝蓋要維持在腳踝上方，臀部後退，而肩膀向前移動。目標是向下坐，直到大腿與地面平行，然後回到起始位置。有些人可能覺得很難平衡，這樣的話，就別蹲太低。等你愈來愈有信心、有力氣，就能加深動作，直到大腿和地面平行。可以在後面放一張椅子，這樣不只有助於想像坐到椅子上，如果真的失去平衡，椅子也能接住你。

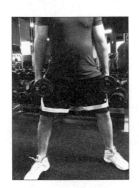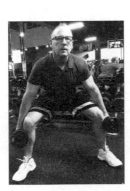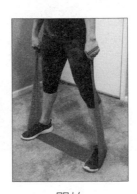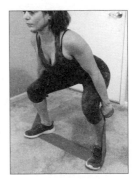

開始　　　　　完成　　　　　開始　　　　　完成

▶站姿小腿上提：踮腳尖

目的：鍛鍊小腿肚

阻力來源：啞鈴或彈力帶

開始時，雙腳站得與肩膀同寬，把阻力抓在身體兩側。腳跟抬離地面，踩著腳球踮起腳尖（如果你用的是彈力帶或拉力繩，就把阻力踩在腳球下）。然後回到起始位置。動作過程中膝蓋不要鎖死。別忘了，你的腳跟不用踮很高。只要踮到你感覺自己靠腳球平衡就好。如果覺得平衡有點困難，可以在你前面放把椅子，椅背朝向你，覺得不穩的時候就抓住椅背。

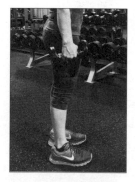 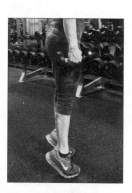 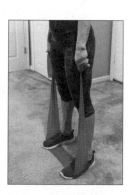 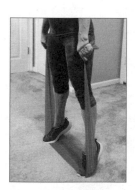

開始　　　　　　完成　　　　　　開始　　　　　　完成

▶直腿硬舉：雙手沿大腿向下移動
目的：鍛鍊臀大肌和腿後肌群
阻力來源：啞鈴或彈力帶

從站姿開始，雙腳站得比肩膀寬一點，稍微外八。站直身子，膝蓋不要鎖死，臀部微微向後推。抓住大腿前方的阻力來源。從髖部向前彎，背打直，視線看向前方，開始沿著雙腿放下阻力。注意膝蓋不要彎，而且動作是從髖部啟動的。做下移的動作時，你會感覺到重心移動到腳跟。開始感覺到大腿後側緊繃時，慢慢挺直身子，回到起始位置。不用勉強下到哪個高度，只要向下到大腿後側感覺緊繃就好。務必挺直你的背，不要圓背。圓背可能拉傷背部，而且背挺直的時候可以下到更低。向下的過程中，會感到重心向後移到腳跟。整個運動過程中，務必把阻力來源緊緊拉向大腿。

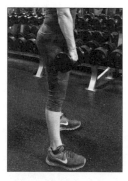
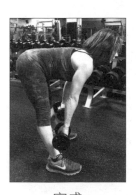
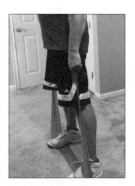
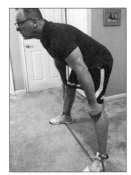

開始　　　　　　完成　　　　　　開始　　　　　　完成

:::::::::::::::::::::::: **伸展運動** ::::::::::::::::::::::::

▶小腿肚伸展
目的：伸展小腿肚
阻力來源：無

面對牆而站。手臂打直伸向前，手掌貼在牆上。兩腳打開與臀部同寬，一隻腳膝蓋微彎，另一腳向後踏一小步。你會伸展到後腿的小腿肚，伸展過程中，腳掌要完全貼住地面。前腿的膝蓋是彎著的，軀幹向前移動，讓前腿承受比較多體重。軀幹繼續向前移，直到後腿的小腿肚有伸展的感覺。有伸展的感覺之後，維持該姿勢二十秒，然後回到起始位置。

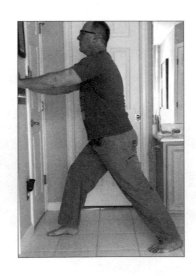

▶股薄肌伸展

目的：伸展股薄肌
阻力來源：無

站在牆邊或支撐物旁。緩緩把雙腿往外移動，慢慢張開，直到大腿內側開始有伸展的感覺。做這個動作時，膝蓋務必不要鎖死。維持伸展二十秒，回到起始位置。兩腿可能不用張開很多，就會有伸展的感覺。沒關係，只要持續做這個伸展，慢慢就能伸展更多。重點是緩慢地做這個伸展，兩腿只要張開到有輕微伸展的感覺就好。

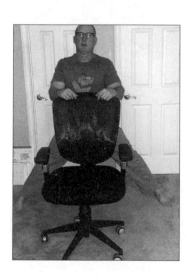

▶腿後肌伸展

目的：伸展腿後肌群
阻力來源：無

坐在床上，要伸展的腿伸向前，另一腿從床邊垂下，雙手放在要伸展的大腿上。背部務必挺直，不要駝背。開始將胸口貼向前面的那條腿，膝蓋不要鎖死，腳趾朝你的前方下壓。胸口繼續貼向腿，直到大腿後側出現伸展的感覺。有伸展的感覺之後，維持姿勢二十秒，然後回到起始位置。你可能往前彎沒很多，大腿後側就出現緊繃感了，但是沒關係，慢慢就會進步了。

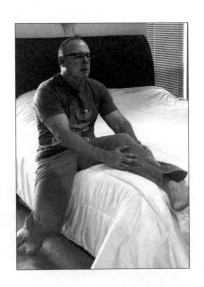

▶髖屈肌群伸展

目的：伸展髖屈肌群
阻力來源：無

做這個運動時，拿張椅子或用沙發等物體來幫助你保持平衡，單膝跪在該物體前方。你要伸展的就是跪著那條腿的髖屈肌群。另一條腿慢慢地向前移，跪在地上的那條腿彎曲，足部放在地上。軀幹保持直立，然後骨盆開始向前移動，整個人會開始往前腿靠近。你會開始感覺跪著那條腿的大腿上部有伸展的感覺。一旦達到舒適的伸展位置，維持在該位置二十秒。

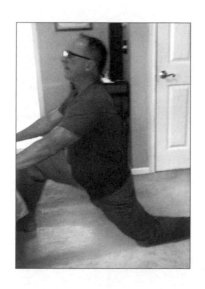

▶髂脛束伸展
目的：伸展髂脛束
阻力來源：無

首先坐在椅子上，兩腳踩在地上。把你要伸展那腿的腳踝架在另一腿的膝蓋上。雙手放在要伸展那腿的膝蓋上，緩緩把膝蓋向下壓，伸展的感覺可能出現在臀部到膝蓋之間的大腿外側。感到輕微的伸展感之後，維持該姿勢二十秒。然後回到起始位置。如果你的髂脛束太緊，無法把腳踝架在另一腿的膝蓋上，就先把腳踝放在小腿的一半高，用一手固定腳踝，另一手把膝蓋往下壓。你會慢慢進步，最後腳踝就能放在另一腿的膝蓋上伸展了。

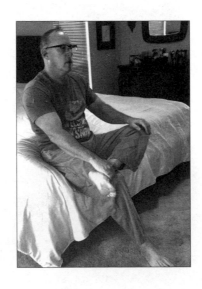

▶胸肌伸展

目的：伸展胸肌
阻力來源：無

站在門口，手肘舉到肩膀的高度。手臂夠長的人，手肘會搭在門框上。手臂比較短的人，手肘可能剛好在門框內側。雙腳站在門口中央，身體往前傾，軀幹保持直立。你的胸部會逐漸移動到肩膀連線的前方，在肩膀前側、胸肌與肩膀連接處會產生拉扯的感覺。身體繼續向前，直到達到溫和的伸展。維持該姿勢二十秒，然後回到起始位置，重複動作。

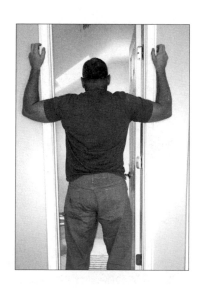

▶梨狀肌伸展

目的：伸展梨狀肌
阻力來源：無

坐在椅子上，背部要有支撐。一腿彎曲踩在地上，要伸展的那條腿的腳踝架在彎曲的膝蓋上。如果腳踝架不到膝蓋，就架在小腿上，位置愈高愈好。接著用雙手抓住要伸展那腿的膝蓋。把膝蓋拉向對側的肩膀，直到臀部感覺到伸展。有伸展的感覺之後，維持該姿勢二十秒，然後回到起始位置。這個伸展動作可以暫時減輕坐骨神經的症狀。

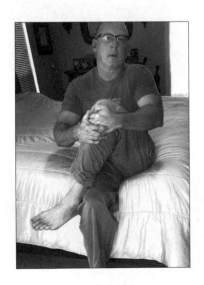

▶股四頭肌伸展
目的：伸展四頭肌群
阻力來源：無

平躺著，要伸展的腿從床邊垂下，另一腿的膝蓋彎曲、腳掌踩在床上。將一條毛巾繞在要伸展的腳踝上，方便施力。抓住毛巾，緩緩開始把膝蓋彎向臀部，直到大腿前側感覺到伸展。一旦感覺到伸展，維持該姿勢二十秒，然後回到起始位置。伸展時，注意背部要平，不要凹陷。以這個姿勢伸展股四頭肌，身體會非常穩定，大部分的人應該都做得到（相較之下，一般建議伸展股四頭肌的方式是單腳站立，把另一隻腳的腳踝拉向臀部）。

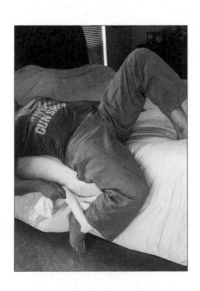

參考文獻

第一章

1. Maureen C. Jensen et al., "Magnetic Resonance Imaging of the Lumbar Spine in People without Back Pain," *The New England Journal of Medicine* 331 (July 14 14, 1994): 69–73. http://www.nejm.org/doi/full/10.1056/NEJM199407143310201#t=article.

2. Ibid.

3. W. Brinjikji et al., "Systematic Literature Review of Imaging Features of Spinal Degeneration in Asymptomatic Populations," *American Journal of Neuroradiology* 36, no. 4 (April 2015): 811–816. https://www.ncbi.nlm.nih.gov/pmc/articles/PMC4464797/.

4. Roger Chou et al., "Diagnosis and Treatment of Low Back Pain: A Joint Clinical Practice Guideline from the American College of Physicians and the American Pain Society," *Annals of Internal Medicine* 147, no. 7 (October 2, 2007): 478–491. http://annals.org/aim/article/736814/diagnosis-treatment-low-back-pain-joint-clinical-practice-guideline-from.

5. A. G. Filler et al., "Sciatica of Nondisc Origin and Piriformis Syndrome: Diagnosis by Magnetic Resonance Neurography and Interventional Magnetic Resonance Imaging with Outcome Study of Resulting Treatment," Journal of Neruosurgery: Spine 2, no. 2 (February 2005): 99–115. https://www.ncbi.nlm.nih.gov/pubmed/15739520

6. Baber, Zafeer, and Michael A Erdek. "Failed back surgery syndrome: current perspectives." *Journal of Pain Research*, Dove Medical Press, 2016, www.ncbi.nlm.nih.gov/pmc/articles/PMC5106227/.

致謝

感謝里德・崔西（Reid Tracy）和派蒂・吉夫特（Patty Gift）有勇氣與信心印行這本書。數百萬人將受益於本書的內容，而且多虧他們的領導，才能讓這些資訊廣為傳布。

謝謝鄭麗莎（Lisa Cheng）和安妮・尼可（Annie Nichol），妳們把我有科學根據而有時「太技術性」的資訊變得容易理解。即使是世上最了不起的知識，如果大眾無法理解，就沒什麼價值，多虧妳們倆相助，讓這事成真。

謝謝我的妻子莉莎和我女兒娜塔莉亞，沒有任何文字可以說明妳們對我的人生有什麼影響。我覺得自己很幸運，有能力以獨到的方式看事情，讓人可以過他們選擇的生活。我全心全意感謝妳們讓每個日子都那麼特別。

作者介紹

　　米契爾‧亞斯博士過去二十五年來一直在發展他的疼痛診斷和治療法，而且針對的是疼痛的原因，而不是症狀。他獨特的亞斯診療法不依賴診斷檢定，而是以仔細解讀患者症狀為基礎。亞斯博士至今幫助數以千計的患者解除疼痛，並且幫其他數千人避免掉不必要的手術。亞斯博士認為傳統的治療（包括MRI、止痛藥和手術）昂貴又時常無效，他相信他這種有效的非侵入性方法應該成為疼痛患者的照顧標準。

　　亞斯博士沒在看診時，喜歡舉重、打高爾夫球，和妻女共度時光。亞斯博士擁有紐約理工學院的物理治療博士學位，著有《止痛處方》（*The Pain Cure Rx*，暫譯）和《克服疼痛》（*Overpower Pain*，暫譯）。歡迎光臨亞斯博士的網站：www.mitchellyass.com。

索引

按筆劃順序排列；有灰底的條目是亞斯診療法的肌力訓練與伸展運動

266

疼痛、復健與肌力訓練全書
亞斯診療法教你一次只練一塊肌肉，揮別惱人代價問題，讓真正需要鍛鍊的肌肉變強壯！

The Yass Method for Pain-Free Movement:
A Guide to Easing through Your Day without Aches and Pains

作　　　者──米契爾‧亞斯博士(Dr. Mitchell Yass)
譯　　　者──周沛郁
審 訂 人──梁瑋真醫師（惠森復健科診所院長）
封面設計──萬勝安
責任編輯──鄭襄憶
校　　　對──朱彥蓉
行銷業務──王綬晨、邱紹溢
行銷企劃──曾志傑、劉文雅
副總編輯──張海靜
總 編 輯──王思迅
發 行 人──蘇拾平
出　　　版──如果出版
發　　　行──大雁出版基地
地　　　址──台北市松山區復興北路333號11樓之4
電　　　話──（02）2718-2001
傳　　　真──（02）2718-1258
讀者傳真服務──（02）2718-1258
讀者服務信箱── E-mail andbooks@andbooks.com.tw
劃撥帳號 19983379
戶　　　名──大雁文化事業股份有限公司
出版日期──2023 年 10 月 二版
定　　　價──460 元
ISBN 978-626-7334-35-5

歡迎光臨大雁出版基地官網
www.andbooks.com.tw
訂閱電子報並填寫回函卡

國家圖書館出版品預行編目 (CIP) 資料

疼痛、復健與肌力訓練全書：亞斯診療法教你一次只練一
塊肌肉，揮別惱人代價問題，讓真正需要鍛鍊的肌肉變強
壯！/ 米契爾‧亞斯 (Mitchell Yass) 作；周沛郁譯 . -- 二版 .
-- 臺北市：如果出版：大雁出版基地發行, 2023.10

　　面；　公分

譯自：The Yass method for pain-free movement : a guide to eas-
ing through your day without aches and pains.

ISBN 978-626-7334-35-5(平裝)

1.CST：運動健康　2.CST：運動訓練　3.CST：肌肉

411.7　　　　　　　　　　　　112013180